· 国家级非物质文化遗产“中医传统制剂方法（昆中药传统中药制剂）”保护资金补助项目

保护单位：昆明中药厂有限公司

国家级非物质文化遗产“中医传统制剂方法（昆中药传统中药制剂）”保护领导小组及编委会

组　长： 颜　炜

副组长： 孟　丽

成　员： 杨承权　孙　成　黄　渊　金　凌　汪绍全　杨美燕　马　丽　任　涛　杨祝庆　张　倩　王　莺　杨仙苹　韩　萍

编委会主编： 陈宗凤　杨祝庆

编　委： 钱　进　陈晓英　黄必优　韩　萍

档案征集： 杨祝庆　陈宗凤　王云鹏　陈晓英　赵小康

封面题字： 高明开

中华老字号 China Time-honored Brand | 中国非物质文化遗产 China Intangible Cultural Heritage

国家级非物质文化遗产“昆中药传统中药制剂”丛书

昆中药的老药工

昆明中药厂有限公司　编

陈宗凤　杨祝庆　主编

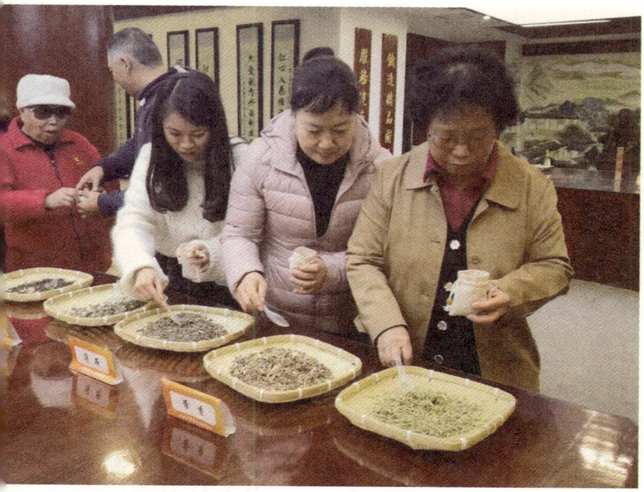

云南人民出版社

图书在版编目（CIP）数据

昆中药的老药工 / 昆明中药厂有限公司编 ; 陈宗凤，杨祝庆主编. -- 昆明 : 云南人民出版社, 2024. 12.
(国家级非物质文化遗产“昆中药传统中药制剂”丛书).
ISBN 978-7-222-23347-8

Ⅰ. R-092

中国国家版本馆CIP数据核字第20254PY705号

责任编辑 严 玲
责任校对 任建红
装帧设计 刘光火
责任印制 窦雪松

国家级非物质文化遗产“昆中药传统中药制剂”丛书

昆 中 药 的 老 药 工

KUN ZHONGYAO DE LAO YAOGONG

昆明中药厂有限公司　编
陈宗凤　杨祝庆　主编

出　版　云南人民出版社
发　行　云南人民出版社
社　址　昆明市环城西路609号
邮　编　650034
网　址　www.ynpph.com.cn
E-mail　ynrms@sina.com
开　本　787mm × 1092mm　1/16
印　张　8.375
字　数　190千
版　次　2024年12月第1版第1次印刷
印　刷　昆明美林彩印包装有限公司
书　号　ISBN 978-7-222-23347-8
定　价　58.00元

云南人民出版社微信公众号

序　一

感谢昆明中药厂有限公司（简称“昆中药”）的信任，又一次给了我服务的机会。我利用春节认真学习研究了《昆中药的老药工》和《昆中药的82家药铺》2本书稿。亘此，昆中药国家级非物质文化遗产丛书，已出版10种，具有十分重要的价值和深远的历史意义。

习近平总书记在庆祝中国共产党成立95周年大会上强调指出：“一切向前走，都不能忘记走过的路；走得再远、走到再光辉的未来，也不能忘记走过的过去，不能忘记为什么出发。”回首昆中药国家级非物质文化遗产的形成和发展，同样有着值得铭记的历史和不能忘记的初心。

从1381年至今的644年历史中，昆中药作为国家级非物质文化遗产，其传承精华、守正创新的历史犹如一本厚重的书。昆中药承载着先人的智慧和汗水，闯出了一条独具特色的中医药产业现代化发展之路。《昆中药的老药工》和《昆中药的82家药铺》，为药工、药铺列传，突破了帝王将相史，是一种创新和进步。首次呈现的药工、药铺细节故事，从不同的视角展现了昆中药的光辉历程和宝贵经验。既是昆中药历史的生动解读，又是中华优秀传统文化的具体诠释；既向世人展示了昆中药人不断进取的风采，又为中医药工业转型升级提供了可借鉴的发展路径；既是一面镜子，供党员干部职工对照，又给读者丰富的激励和深刻的启迪。

在昆中药国家级非物质文化遗产丛书里，我们读到的是情怀，读到的是传承，读到的是力量，读到的是创新，读到的是坚守……，一个个鲜活的人物和一部部生动的创业史，让我深深地感受到2023年6月29日在昆中药讲《全面贯彻党的二十大精神 加速推进中医药现代化国际化》党课时赞叹的“自豪吧，昆中药人！”不是口号。一代代昆中药人，自强不息，艰苦奋斗，用血汗和智慧铸就了昆中药的健康价值、政治价值、经济价值、文化价值、历史价值、产业价值、世界价值、科技价值、品牌价值、人才价值、生态价值、社会价值、军事价值、旅游价值。

这套国家级非物质文化遗产丛书不仅体现了昆中药在中医药领域的创造性转化与创新性发展，更反映出昆中药是国家中医药文化的传承者、科技的创新者、健康的奉献者。首先，我们要用全球的眼光来充分认识昆中药及其系列丛书的重要价值。它是云南的，《云南省志·医药志》将昆中药列为云南四大重点药厂（昆明制药厂、云南白药厂、昆明中药厂和腾冲县制药厂）之一载入史册。它是西部的，已出版的丛书中《昆明方目》等5种获得中国西部地区优秀科技图书一等奖（朱兆云院士编著的《云南天然药物图鉴》6卷本也曾获此奖）。它是中国的，为中华老字号、中国驰名商标，被国务院列为国家级非物质文化遗产代表性项目保护单位，是国家知识产权示范企业和全国老药工传承工作室建设单位。它还是世界的，是载入吉尼斯世界纪录的全球最古老的制药企业。其实，世界离我们并不遥远，不是高不可攀，而是就在眼前、就在脚下。如昆中药加入的昆药集团，就是全球第一的青蒿素生产企业，为世界成功奉献了全球抗疟神药蒿甲醚系列产品，有力地推动了构建人类卫生健康共同体，造福了世界人民。其次，我们要用历史的视角来充分认识昆中药及其系列丛书的深远意义。中医药是中华文明的瑰宝，是世界文明的重要组成部分，是中华民族的伟大创造，为人民的健康发挥了重要且不可替代的作用，必将永远传承创新发展下去。健康是人类永远向往的奋斗目标，昆中药的优良产品及其系列丛书，利国利民，也必将惠及千秋万代！

昆中药国家级非物质文化遗产丛书的出版是喜事，更是大事，有鲜明的时代价值。习近平总书记强调：“生物医药产业是关系国计民生和国家安全的战略性新兴产业。要加强基础研究和科技创新能力建设，把生物医药产业发展的命脉牢牢掌握在我们自己手中。要坚持人民至上、生命至上，研发生产更多适合中国人生命基因传承和身体素质特点的‘中国药’，特别是要加强中医药传承创新发展。”2023年国务院《中医药振兴发展重大工程实施方案》指出：“中医药是我国重要的卫生、经济、科技、文化和生态资源，传承创新发展中医药是新时代中国特色社会主义事业的重要内容，是中华民族伟大复兴的大事。”昆中药是我国乃至世界南药的杰出代表，挖掘、整理独具特色的医药资源是一项崇高的事业，必将深受人民群众欢迎！

昆中药的老药铺和老药工们发扬工匠精神，专注、专心锻造了专长，成为专业化的人才，在平凡中造就伟大，默默无闻地铸造了云南生物医药大健康的骨干制药企业，成就了中华文明代表性物证的辉煌，创造了国药精品的中华瑰宝。更为可贵的是，一代代昆中药的先辈们留下了最珍贵、最无价的创新创业精神——吃苦耐劳、精益求精、无私奉献、开拓进取、团结协作……，这些精神激励后来的昆中药建设者无畏前行，走进高质量发展的时代之门，开启新的成长周期，必将创造新的辉煌，更好地造福更多的人民群众。

人勤地生宝。昆中药“挖掘非遗档案，传播中药文化”（非物质文化遗产，简称“非遗”）案例被国家档案局评为2019年全国企业档案信息资源开发利用一等奖，受到表彰推广。丛书主编杨祝庆研究馆员为全国档案工匠型人才，是云南省为数不多的医药史专家，敬业奉献，求索创新，是云药“考古人”、深层次的创造者、高层次的尝试者。在企业一线，殊为不易，他倾注的心血，是许多人难以企及的；他战胜的困难，有许多是常人几乎无法克服的，他是值得人们学习的带头人、探索者和实践者。在昆中药、昆药集团的领导及各有关单位的关心和国家资金的支持下，杨祝庆研究馆员与其他同志一起抢救性挖掘出了一大批档案文物资料，出版了12种图书（包括《昆明名药史话》和《云南中医药史话》），谱写了昆中药文化向新图强的新篇章，形成了全国非遗保护的“昆中药现象”。2024年12月9日，文化和旅游部非遗司司长单钢新等人一行到昆中药调研，参观了丸剂车间、博物馆和非遗体验馆，指出“昆中药非遗保护成效显著”，肯定了昆中药非遗生产传承的举措。随同调研的云南省文化和旅游厅非遗处处长董艳玲，称赞“昆中药是云南中医药非遗传承保护的标杆”。扎实的文化遗产传承保护，使昆中药成为全国企业文化的领航者。丛书不仅保留了数百年来昆明人的医药创造和发明，而且为守正创新、传承发展提供了丰富的医药专业信息资源，是今后技术创新赛道中滚滚不绝的源头活水，必将促进中医药产业化、现代化、国际化。

中国式现代化的新征程上，每一个人都是主角，每一份付出都弥足珍贵，每一束光芒都熠熠生辉。每一个昆中药人胸怀天下、勤奋努力，不断传承创新中医药技术和文化，超越自我，济世为民，昆中药的未来一定会更加美好，昆中药人会更加自信、自豪，受益的人民群众必将更加健康幸福，丛书的历史回声必将更加响亮！

昆明国家高新区原党工委委员、机关党委书记、经济发展局局长、春城先锋讲师　姚德宙

2024年12月

序　二

习近平总书记在2016年2月3日春节前夕赴江西看望慰问广大干部群众时强调："中医药是中华民族的瑰宝，一定要保护好、发掘好、发展好、传承好。"为振兴中医药提供了基本遵循。

党的二十届三中全会通过的《中共中央关于进一步全面深化改革、推进中国式现代化的决定》提出，"完善中医药传承创新发展机制"，由此中医药进入了高质量发展的重要阶段。华润集团始终牢记习近平总书记的嘱托，坚持以"保护好、发掘好、发展好、传承好中医药"为己任，积极发挥央企主体支撑和融通带动作用，重视中医药生产传承和保护。作为世界上最古老的制药企业，昆药集团全资子公司昆明中药厂有限公司（简称"昆中药"）在华润集团的指引下和华润三九的赋能下，传承精华，守正创新，充分发挥中医药的独特优势，创造了良好的经济效益和社会效益。

正如习近平总书记所言："中医药学包含着中华民族几千年的健康养生理念及其实践经验，是中华文明的一个瑰宝，凝聚着中国人民和中华民族的博大智慧。”在文化和旅游部的支持下，2024年昆中药承担了国家级非物质文化遗产“中医传统制剂方法（昆中药传统中药制剂）”重点资金补助项目，整理出版非遗图书《昆中药的老药工》和《昆中药的82家药铺》，讲述云南中医药名家故事和名铺故事，具有重要的现实意义。

一是固本培元，巩固传承基础。昆中药是昆明中医药的精华，是云南中医药、民族医药的典型代表，是我国“南药”的缩影。自明洪武十四年（1381年）肇启以来，昆中药沿袭640余年，是世界最古老的制药企业，被载入吉尼斯世界纪录。昆中药历史底蕴深厚、文化特色鲜明、工艺技术独特、中药制造精良、产品服务优质、营销渠道高效、社会广泛认同，是不可再生、不可替代的宝贵资源。今天，我们建设“精品国药领先者”的昆中药，无不需要继承这项文化遗产。整理出版《昆中药的老药工》和《昆中药的82家药铺》，是发掘和继承文化遗产的必答题，夯实了昆中药高质量发展的根基。

二是激发创新，提升技术技艺。“中华老字号”企业昆中药，在历史上，一刻也没有停止过创新。正是持续创新，才造就了感冒疏风丸、参苓健脾胃颗粒、舒肝散（颗粒）、清肺化痰丸等独家产品，在我国医药体系中独具特色。正是持续创新，才产生了以姚贞白、戴丽三、吴佩衡、康诚之、李继昌等云南五大名医为代表的医家，建立起因地制宜的诸多学术流派。正是持续创新，才培养了8名被各级政府命名的非物质文化遗产代表性传承人。同样，在新时代，昆中药建设“精品国药领先者”，一刻也不能离开创新。技术创新、制度创新、组织创新、市场创新……各方面的创新，前人的经验值得我们借鉴。知今鉴古，见贤思齐，我们才能走得更稳健。

三是成己达人，惠及健康生活。这两本书都体现了乐成文化，乐于助人的品格。《昆中药的老药工》中，60名药师药工精益求精，乐于奉献，在平凡的岗位上做出不平凡的业绩。《昆中药的82家药铺》是药铺的故事，也是药工的故事。许多药师药工都把“己欲立而立人，己欲达而达人”作为信念，践行“大药厚德，痌瘝在抱”的制药使命，成己达人，把医药送到千家万户，解救他人疾苦。他们急人所急，在治病救人中实现自身价值。他们的仁心仁术，在“普救含灵之苦”之中，散发出耀眼的光芒。

《昆中药的老药工》和《昆中药的82家药铺》是昆中药发掘非遗的新成果。近年来，昆中药的非遗研究出版成效显著。2019年12月出版发行了《老号话非遗：国家非遗昆中药传统中药制剂的传承》。2022年4月出版发行了《昆中药的故事》和《云药故事》。2022年11月出版发行了国家级非遗“昆中药传统中药制剂”丛书5种（含《昆中药传统中药制剂治瘟运用》《昆中药传统中药制剂使用手册》《昆中药传统中药制剂档案图册》《昆明81种成药配方目录》《昆明方目》）。至此，共有10种非遗图书出版，公开发行。其中，《云药故事》被云南省卫生健康委员会评为2024年云南中医药健康文化科普创作大赛（图文类）二等奖，国家级非遗丛书中5种图书荣获第二十九届中国西部地区优秀科技图书一等奖。这些成果大大提升了中华老字号昆中药在人民群众中的显示度和美誉度，彰显了中医药瑰宝在现代生活中的原创价值。

同时，昆中药的非遗传承保护体系日益健全。除上述的研究出版外，2023年命名了20名第二批公司级非遗代表性传承人，扩大了传承人队伍；拥有12个药工传承（含创新、技能）工作室；实施2项国家级和省级非遗记录工程；持续实施“师带徒”制度，把培养制药工匠经常化；更新了昆中药博物馆和非遗体验馆，免费向全社会开放，前来参观和学习的群众，络绎不绝。2024年摄制了电视片《问道1381》和广告片《昆中药》，在中央广播电视总台播出，以电影大片的手法，展示了昆中药深厚的文化底蕴，呈现出“昆中药1381”品牌磅礴的文化力量。电视片的播出，开始打响昆中药的“中药瑰宝品牌”。2024年11月，开始建立全国老药工传承工作室，昆中药向国家品质、国家品牌又迈出了坚实的一步。

国家级非物质文化遗产“中医传统制剂方法（昆中药传统中药制剂）”传承保护，发挥了良好的示范和带头作用，赢得了行业内外的广泛认同和赞誉。国务院国有资产监督管理委员会、中国工程院、商务部、文化和旅游部、国家中医药管理局、云南省人民政府、云南省文化和旅游厅、昆明高新区管委会、云南中医药大学等机构领导莅临调研和指导，给予充分肯定。昆中药传承保护非遗的举措是正确的、有效的，必须长期坚持，锲而不舍。

我们正处于大数据时代，精准化、便捷化的数据信息对企业的重要性日益凸显。这10本非遗图书是企业的基础数据，是企业文化的精髓，在大数据时代，其价值和作用是不言而喻的。畅通的数据，必将打破供需之间的信息壁垒，创造出新的健康生活方式和市场业态，为此，我们应把它们利用好、传播好，光大“昆中药1381”中药瑰宝品牌，更好地服务于健康中国建设。

昆药集团股份有限公司党委书记、副董事长、总裁　颜炜

2024年12月

前　言

抢救性记录非物质文化遗产档案是近年来的一项新任务。中华老字号、国家级非物质文化遗产代表性项目保护单位昆明中药厂有限公司（简称“昆中药”）持续开展非物质文化遗产档案的抢救性记录工作12年。2023年11月1日，昆中药在国家级非物质文化遗产代表性项目保护单位履职考核中继续被认定为合格，在云南中医药行业中发挥了引领和示范作用。

口述档案是以抢救和保护历史记忆为目的而存在的原始记录，它在采集整理之前并不像实物档案一样看得见摸得着，需要一个对记忆的挖掘和发现的过程，它隐藏在人们的记忆中，需要档案工作者去收集和记录，才能成为看得见摸得着的档案实物。

昆中药历史悠久、文化底蕴丰富、产品独特，是中医药文化的标杆性企业和代表，因此，2012年昆中药在制定公司战略时，就决心发挥企业优势，申报政府各级非物质文化遗产项目。2013年11月“昆中药传统中药文化”项目成功入选云南省人民政府公布的第三批云南省级非物质文化遗产名录。2014年11月，“昆中药传统中药制剂”项目又成功入选国务院公布的第四批国家级非物质文化遗产代表性项目名录。

乘着这个申遗东风，昆中药开始着手口述档案的抢救性记录和建档工作。公司于2013年采访老药工20人，2014年采访老药工18人，2015年采访老药师22人。口述记录材料均已移交归档，目前收藏在昆中药综合档案室。口述档案翔实地记录了老药工的生产技术，为第一手资料，是室藏档案的有益补充。

采访结束后，公司及时固定抢救性档案成果，积极与新闻媒体合作，主动整理，提供利用，公开发布抢救性档案成果。2014年3月至2014年11月，在《昆明日报》开辟“老药工”专栏，对赵子信、赵桂英、刘珍、张元昆等20名老药工采访事迹进行了专题报道。2015年8月至2016年1月，在《云南广播电视报》开辟“老药师”专栏，对20名老药师采访事迹做了专题报道。这些整理成果的公开发表均在社会上引起了极大反响，有效地宣传了中医药文化。

2023年10月，昆中药申报了国家级非物质文化遗产中央资金补助项目，2024年6月，接昆明市财政局、昆明市文化和旅游局通知，获得批准，下达2024年度中央转移支付资金，补助国家级非物质文化遗产“中医传统制剂方法（昆中药传统中药制剂）”资金，挖掘整理非物质文化遗产档案资料。为提高财政资金使用的规范性、安全性和有效性，根据《中央对地方专项转移支付管理办法》《国家非物质文化遗产保护专项资金管理办法》等规定，拟定了实施方案，成立昆中药非物质文化遗产保护领导小组，负责协调实施中的有关事宜。领导小组的各位领导对本书编辑出版提供了全方位的支持。领导小组下设编委会，具体负责采访撰写《昆中药的老药工》（项目的另一本书为《昆中药的82家药铺》）一书。编委在前40篇报道文章的基础上，又增加2023年度第二批公司级非物质文化保护遗产代表性传承人20名，共计60名老药工事迹。这些事迹均收录于本书，并配插图共166张。这60名老药工老药师是从1956年公私合营建厂至2024年期间昆中药老药工的典型代表，他们的经历反映了昆中药生产经营的方方面面。

本书的编委分工如下：副研究馆员陈宗凤采访整理赵子信等人41篇，研究馆员杨祝庆策划选题、拟制选材大纲、考订口述史料并统稿，陈晓英采访整理杨慧诚等人10篇，黄必优采访整理石建芬等人9篇，高级工程师、昆明市西山区级非物质文化遗产代表性传承人钱进校对全书，韩萍校对全书。

文章排列以采录成文的先后顺序确定。本书内容主要根据老药工们的口述档案整理而成，内容基本忠实于本人表述，大事件的时间节点及厂名、药名、人名、文件名和医药术语等词语，因口述人记忆偏差，与实际情况稍有出入的，经查阅档案材料予以更正，保留历史称谓。因本书的篇幅限制，所采访的老药工也只是众多老药工中的一员，更多的老药工同样为昆中药的发展作出了卓越贡献，在此一并表示感谢！书中还有很多不完善之处，请广大老药工及读者批评指正。请向我们积极反映您的宝贵意见，今后，如有再版机会，我们将予以修正。

本书在编辑过程中，得到了昆明高新区原党工委委员、机关党委书记、经济发展局局长、春城先锋讲师姚德宙的具体指导，为本书作序，通读全书，修改2处错误，并提出补充药工出生年月、出生地、口述时间等宝贵建议，增强人物传记性。在此衷心感谢方家的指导！

编委会

2024年9月30日

目录

1 “云昆”牌创始人之一：赵子信

当过学徒、开过汽车、抓过药、切过药、配过药、做过药，他就是“云昆”牌创始人之一的赵子信。“云昆”牌商标，是1956年建厂就开始使用的昆中药最早商标。据赵子信2007年2月14日受访时回忆，1956年建厂，按相关要求，产品需要商标。经在厂里广泛征集，厂里职工李毛仙（已去世）设计的商标通过领导审批认可，其设计理念为：工厂在云南昆明，图片中央是滇池，麦穗齿轮代表工人、农民、工厂和农村，旗帜鲜明表达了企业使命是为工农大众健康服务的。这个商标从1956年开始就用在厂里的各个品种包装上，至今整整使用了69个年头。1959年11月1日，中央工商行政管理局正式颁发了云昆牌商标注册证。

赵子信（1921—2013），原名赵斌，1921年3月13日出生，昆明日新村人，但老一辈人提到他的名字，更多的会尊称他为“老厂”。他是解放后昆中药的第一任厂长，工厂就是他带领建起来的。“他1984年就已退休，因为作出突出贡献，获得国家医药管理局颁发的老药工荣誉证书。从学徒到厂长，赵子信为云南医药事业作出的贡献不可磨灭。”赵子信的同事回忆说。

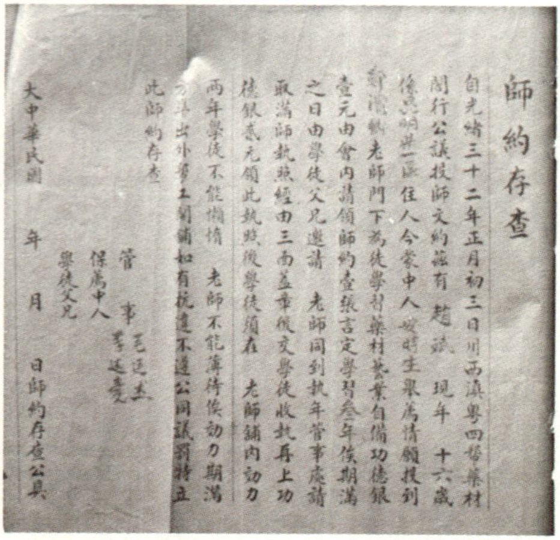

師約存查

自光緒三十二年正月初三日川西滇粤四帮藥材
閤行公議投師文約茲有 趙斌 現年 十六歲
係昆明縣一區住人今憑中人說明生衆為情願投到
鄭繼卿老師門下為徒學習藥材營業自備功德銀
壹元由會內請領師約壹張言定學習叁年俟期滿
之日由學徒父兄邀請 老師同到執年管事處請
取滿師執照經由三面蓋章繳交學徒收執再上功
德銀叁元領此執照俟學徒須在 老師舖內効力
兩年學徒不能懶惰 老師不能薄待俟効力期滿
方准出外營工舖如有抗違不遵公同議罰特立
此師約存查

管 事 [illegible]
保薦中人 [illegible]
學徒父兄

大中華民國 年 月 日師約存查公具

1934年4月昆中药老药工赵斌（赵子信）向天福参药号师傅郑继卿拜师后的文书留底《师约存查》（昆明市档案馆藏）

打开赵子信的个人档案，我们看到一个老药工传奇而厚重的一生。交五块钱、磕头、吃饭，行完拜师礼，赵子信正式成为天福药号的一名学徒，那是1934年，他13岁。1934年至1939年在昆明百福堂切药，1941年至1949年在昆明姚济药号配药拣药，1949年至1956年4月在云南药房、昆明药业

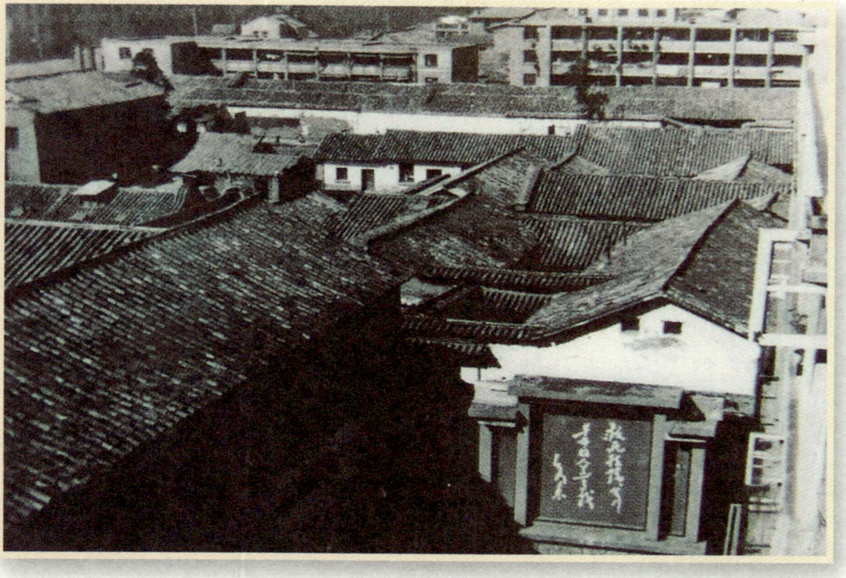

1956年昆中药在昆明沙朗巷的车间旧貌（云南省中医医院藏）

第二中心店拣药。1956年4月开始任药材加工厂（昆中药前身）协理员、秘书股股长到厂长。

2013年，赵子信在接受采访时说：“安适生在药房做切药工作，因为我父亲认识他，经他推荐，我来到天福药号拜师学艺。郑继卿是我的师傅，他是天福药号的店主。天福药号就开在光华街口和正义路的交叉口，1956年公私合营时，天福药号并入昆明市中药材加工厂，隶属于昆明市药材公司。合营后，我师傅郑继卿是药材加工厂的业务股股长。”到了药号，赵子信什么都得学：药材、药性、抓药、切药。这样，技艺也掌握了不少：药材、炮制、做丸、配药、检测，样样都要懂。

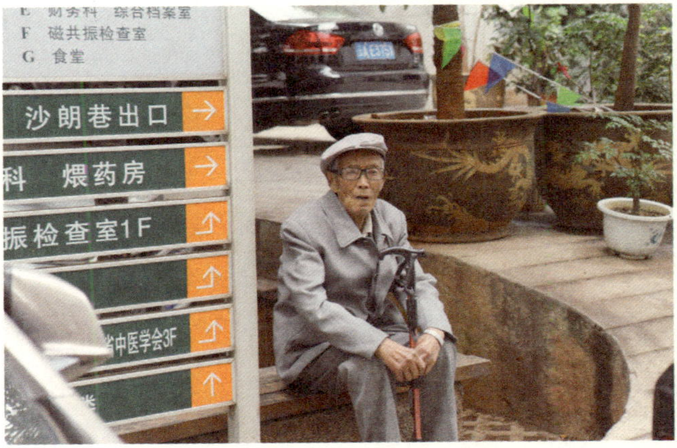

2013年5月昆中药老厂长赵子信在沙朗巷旧址（昆中药综合档案室藏）

去滇缅公路局学开汽车回来后，赵子信到姚济药号、云南大药房配药学艺。因为技术过硬，赵子信一次次崭露头角。1947年前后，他在姚济药号当学徒时，一名伙计把药抓错了，惹出了事，26岁的赵子信便被调去外面门市抓药。得益于记性好，对药熟，赵子信从后台走到了前台。凭借自己的天赋和对医药的热爱，他开始一步步成为医药的行家里手。他的许多同事说，“老厂”还有医生资质，给她们看过病。

1956年前后，采购药材是从省药材公司调拨来的。有一次，职工李存仁向省药材公司调来五公斤重的一块黏黏的东西，交给丸药组去做。结果，丸药组的同事加工时发现这个东西炒不化，就打电话问赵子信。赵子信说：“硫磺炒大锡，怎么炒不化？”他马上赶到现场一看，原来是调错了。本来要调洋硫磺，结果调成藤黄。藤黄不会化，如果用在药丸里，后果可能会非常严重。同事们回忆起这件往事，都说幸亏赵子信认药能力强，年轻时就记住了很多药，才能化险为夷。

2006年5月，在公司成立50周年庆典现场，赵子信老厂长作为老员工代表，到南坝老厂区现场作了热情洋溢的发言，表达了对公司快速发展的热烈期盼。老厂长于2013年10月31日去世，他的二女儿赵少兰在清理遗物时，发现了一本1962年的《中成药丸散膏丹制造过程规格表》及一本1974年的《昆明市中药制药厂药品生产标准》，她赶紧联系公司非物质文化遗产办公室，将这两本老标准及时移交给了公司，至今技术人员在追溯原始工艺时，仍在查阅使用。虽然老厂长的后代已经做了别的行业，但不变的是老厂长一家深厚的昆中药情怀！

（2013年5月15日、5月28日赵子信、2013年10月31日赵少兰口述　陈宗凤整理）

2 赵桂英：专注蜡壳制作一辈子

虽然现在已经非常少见了，但不少人都还记得药丸的蜡壳——球形的黄色蜡壳，摇一摇，让里面的药丸滚来滚去，然后手指一用力，“啪”一声捏开——这成为很多人对吃药丸最早的记忆。

而很多人至今也没弄明白一个问题：这个完全密封、中空的蜡壳，是怎么做出来的？带着这个问题，让我们走近一位专门负责蜡壳制作的老药工——赵桂英。1936年10月9日，她出身于云南省弥勒县虹溪乡南门村一个贫农家庭。

由于新包装的广泛使用，现在做蜡壳的技术几乎是绝迹了。它不仅要掌握蜡壳的分量、划蜡的技术和温度，还得注意空气湿度对药的影响。

由于技术娴熟、从业时间长，2014年78岁的赵桂英对蜡壳的制作，有着自己独到的技艺。她工作过的蜡壳组，过去曾是许多领导、同行参观学习的地方。

赵桂英曾连续四年被昆明市药材公司评为先进生产工作者；1989年获国家医药管理局颁发的老职工荣誉证书，这些证书不仅是对赵桂英工作的认可，更记录了她在昆明医药事业中

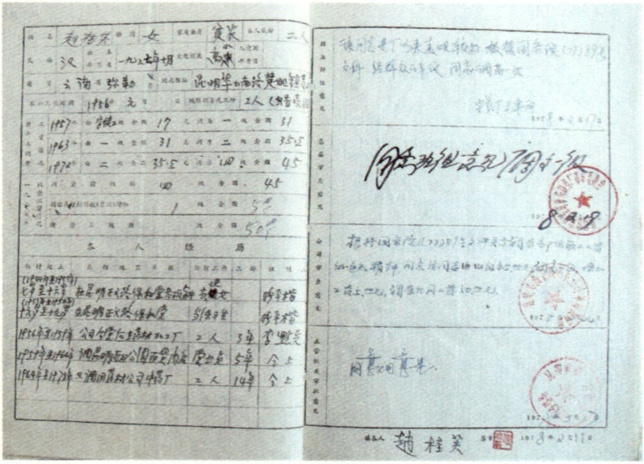

1953—1956年赵桂英在昆明保和堂当学徒（1978年赵桂英填写的职工档案）

的突出贡献。

1948年，年仅12岁的赵桂英进入保和堂工作，学辨药材、碾药、拣择、晾晒，做水叠。由于当学徒时不分工，赵桂英跟着师傅样样学。“保和堂除了卖山货外，也做丸药，所以我跟着师傅张星阶什么都学，这一做就到1956年公私合营。”赵桂英说。

1956年，作为青工，赵桂英和几个同伴被安排到昆中药的蜜丸车间，负责搓药、称药等工作。1965年，赵桂英被调去蜡壳组，做装药丸的蜡壳。

做蜡壳，旋要技术，盖也要技术，工序很多。旋要旋得好，才不会漏洞；盖要盖得好，才不会漏气。由于做事严谨认真，赵桂英进入蜡壳组不久，就担任起蜡壳组组长一职。当时蜡壳的需求量大，厂里又安排了蔡丽珠、周秀芝、刘月欣等人跟着赵桂英学习，也因为她为人热情，有深厚的技术功底，她的同事和徒弟们都喜欢叫她“赵孃”。“从那时进入蜡壳车间后，我就一直做蜡壳，直到1986年退休。之后，我的几个徒弟也一直都还在蜡壳组做蜡壳。我任蜡壳组组长那会，带领全组20多人一起工作，后来生产紧张时有40多人一起工作。”

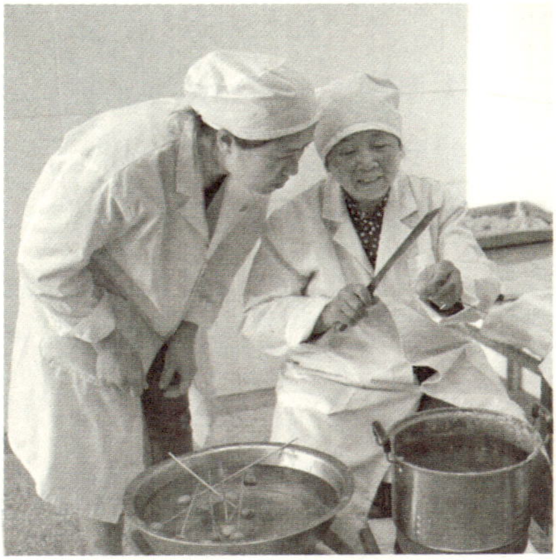

2013年赵桂英（右）在指导徒弟阮云划蜡壳（昆中药综合档案室藏）

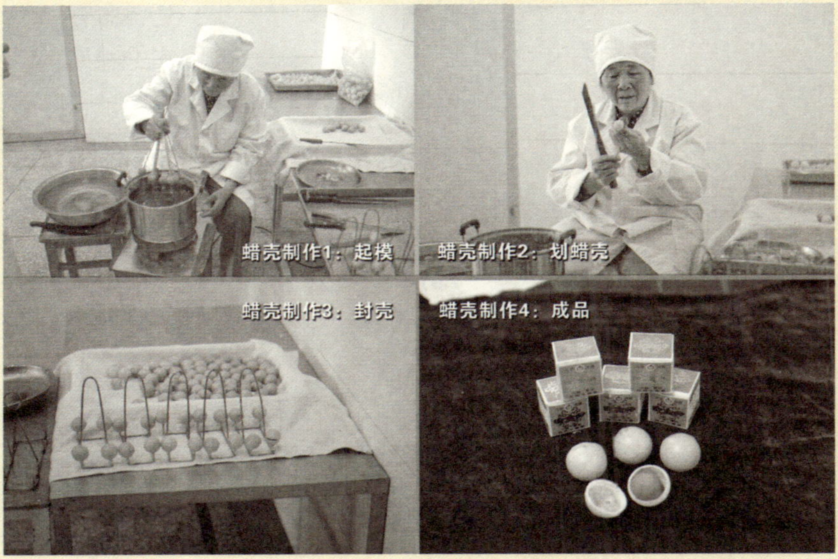

2013年赵桂英指导制作蜡壳的各道工序（起模、划蜡壳、封壳、成品）

做蜡壳是技术活，蜡壳要适中，不能太厚，也不能太薄。太厚则成本高，太薄则容易破碎。她的学徒说："赵嬢做蜜丸蜡壳从不违反操作规程，因此药品的质量有保证。例如，从蜡液中提出的蜡壳，一般要晾一周左右，让它自然散发水分。干后，才可以装药。两瓣蜡壳密封时，用烙铁，边转边陷，赵嬢总是要封扎实，让蜜丸不漏气。之后又蘸一道蜡，起来后及时掐把，掐完及时捏严，捏了再封一道，再盖品名，装盒装箱，出厂。"

纷杂的工序，赵桂英从不会漏掉一步，"一旦漏气，药品就会坏掉，影响质量，从而影响生命"。赵桂英说。

就是这样一份平凡的蜡壳包装工作，赵桂英一丝不苟地做了20多年，简单的事情重复做，重复的事情用心做，被同事们称为昆中药承前启后的当代老药工。2014年9月3日，赵桂英被云南省文化厅命名为第五批"昆中药传统中药制剂（文化）"非遗项目省级代表性传承人。

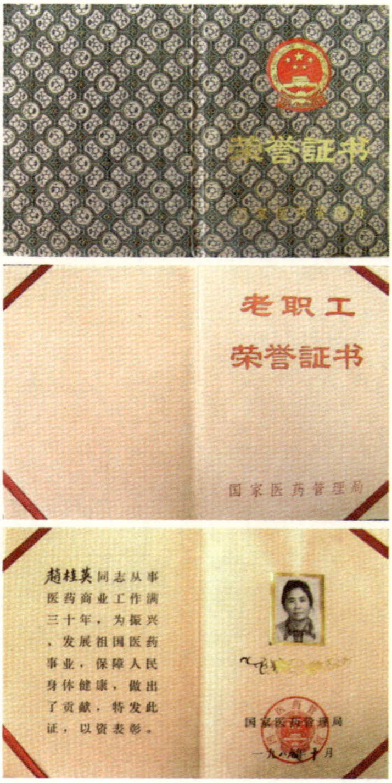

1989年赵桂英老职工荣誉证书封面、扉页、内页（赵桂英提供）

（2013年5月17日赵桂英口述　陈宗凤记录）

3 刘珍：严守“遵古炮制”做浸膏

浸膏，在中成药生产中属于重要环节，许多颗粒剂、片剂等剂型的中成药，都需要经过这道工序。昆中药2023年浸膏的月均产量达110吨，从业人员有36人。刘珍是一名有着21年浸膏制作技术的老药工，在其退休前，将这一技艺毫无保留地传授给年轻一代。

刘珍于1943年11月8日出生于云南省宜良县瑞节乡一个贫农家庭。1958年，刘珍进入公私合营昆明市中药材加工厂工作，刚进厂就听到昆明市药材公司临时党支部负责人范舜讲了“炮炒煅炙，丸散膏丹”八字方针。而后，昆明中药材加工厂副厂长赵又仪教她们背诵“汤头歌”：“参苓术草，芎

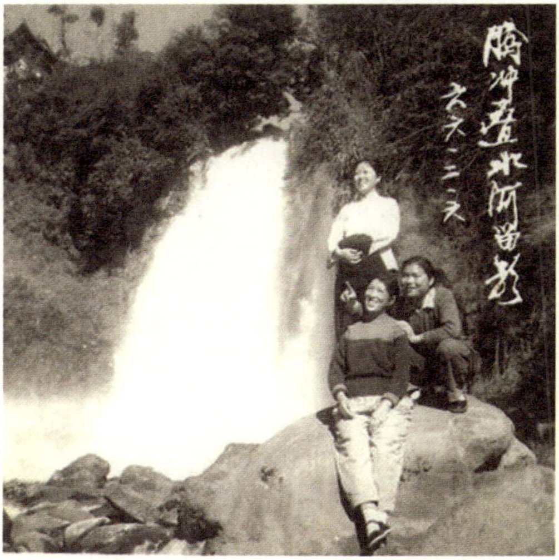

1966年刘珍（右一）和同事一起到腾冲制药厂支援建设。这是她们传艺之余到腾冲叠水河的留影（刘珍提供）

归地芎”（八珍汤）。几句制药技艺口诀，让刘珍深深为之着迷，这也是刘珍学习制药技艺上的第一节课。那时，边炒药边学习，刘珍就利用每天仅上半天课的学习机会，努力钻研，并且将药学知识贯穿其中，连续上了两年课，刘珍对药学知识也有了更深的了解。除了识字外，刘珍还跟随几名师傅学习炒香附、白术，蒸生地、黄精。而后于1962—1972年，刘珍又做了十年的丸药，碾、铡、筛、煮，这为她在此后做浸膏奠定了扎实的基础。

1968年，在杨增五、赵又仪等老药工的带领下，刘珍和她丈夫李正文等人开始学习浸膏生产，并承担了大生产任务。从此以后，刘珍在浸膏生产中，技艺不断提高。1970年浸膏车间成立，刘珍成了车间负责人。在此后二十一年的时间里，刘珍潜心制作浸膏，她对每一个步骤都精益求精。凭借精湛的技艺，1989年她与丈夫李正文均获得国家医药管理局颁发的老职工荣誉证书。

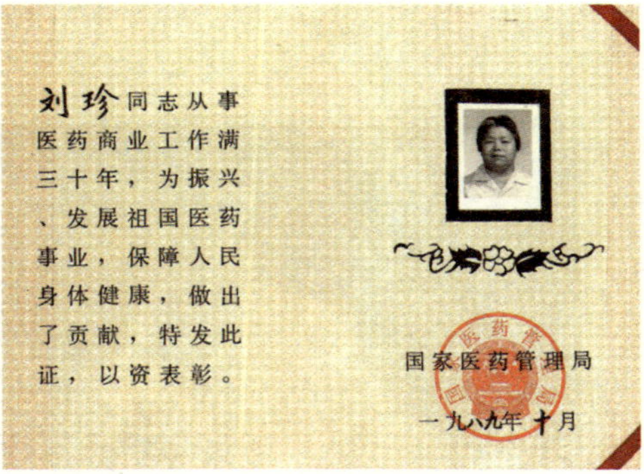
刘珍同志从事医药商业工作满三十年，为振兴、发展祖国医药事业，保障人民身体健康，做出了贡献，特发此证，以资表彰。

国家医药管理局

一九八九年十月

1989年刘珍荣获国家医药管理局颁发的老职工证书（昆中药综合档案室藏）

刘珍介绍，制作浸膏时，炼蜜的火候要把握得准。要根据搅拌时膏滋的变化，控制好武火、中火、文火的变化，收膏及时，做到锅中膏药黑中发亮，见热不稀、遇冷不硬，恰到好

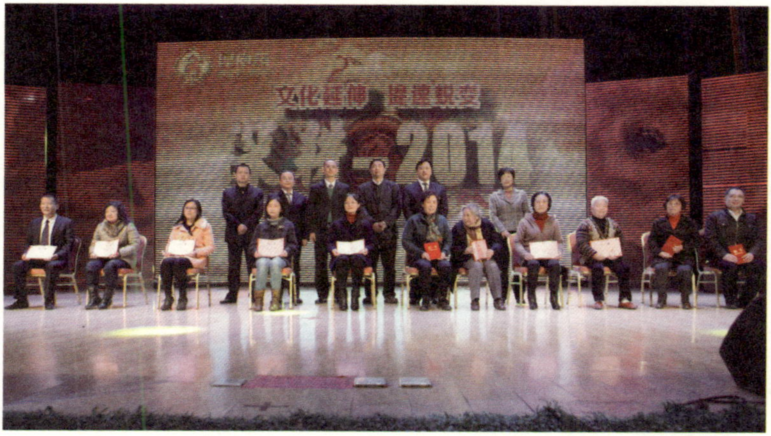

2014年1月24日 刘珍（前排右三）参加2014年主题年会与公司领导合影（昆中药综合档案室藏）

处。各类药材的火候不一样，因为含水分不一样……

“中药材得‘遵古炮制’，否则很容易出问题。”进厂工作以来，刘珍一直以“遵古炮制”这四个字时刻告诫自己，坚持技术的标准尺度。对于同事，她也这样要求。一次一个新职工，为了省事，要把附片和其他药材一起煮，刘珍发现后立即阻止，要求他将附片分开煮，并用开水煮，及时避免了隐患。

“领取药材时，要落实数量、质量等情况。煮药材时，用大锅煮，倒药材时，要站稳，注意安全……”这是刘珍给徒弟谢微、余爱琼等人传授浸膏时，屡次提到的技术要领。

刘珍是新中国成立后进入昆中药的第一批药工。如今，厂里的同事提到她时是这样评价的：“小刘珍，变成了老刘珍！”在那个艰苦的年代，她有幸接受了解放前私人作坊里的制药技艺，在社会主义工业化大生产要求下不断创新，“创”

出了一条自力更生的路子，为制药技术的提高作出了贡献，成为新旧社会承上启下的老药工。2014年9月3日，刘珍被云南省文化厅命名为第五批“昆中药传统中药制剂（文化）”非遗项目省级代表性传承人。

（2013年5月16日、5月20日至21日刘珍口述　陈宗凤整理）

4 叠丸高手张元昆

叠丸，是一种传统的中成药制药方法。阮氏上清丸、妇舒丸等药品都是通过叠丸方法制作而成。张元昆就是一名叠丸高手，她对叠丸技术精益求精，传承和发展了叠丸技艺。至今，昆中药的很多丸剂生产仍延续这一技术。

1949年10月1日张元昆出生于云南昆明五华区东风路一个市民家庭。1965年12月，张元昆开始在大蜜丸车间做丸药，一直

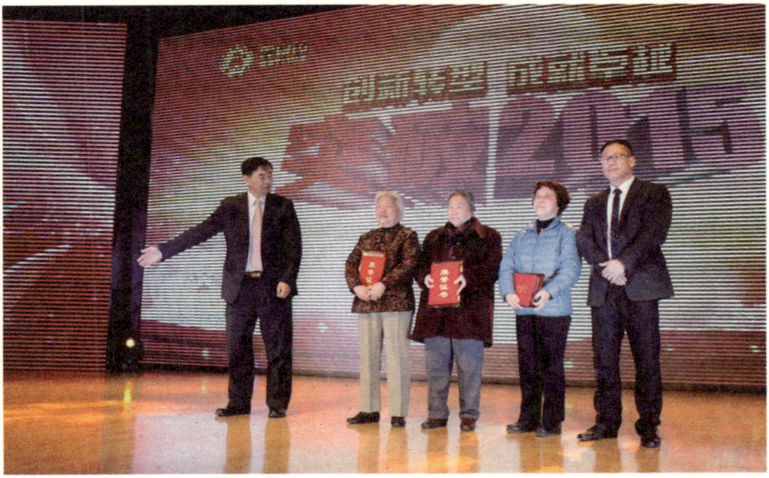

2015年2月14日张元昆（右二）参加公司主题年会上台接受领导颁奖 （昆中药综合档案室藏）

做到1968年，而后负责煮提、试制浸膏、制粒、制片等工作。1978年，张元昆被调到水丸车间做水叠（泛制水丸）。“教我做水叠的师傅，都是技术能手，例如杨德生，他的手艺好，是水叠行家，旧社会在福林堂等老药堂里做过药。还有段凤英、张世昆等，当初没有他们教我过硬的技术，也就没有我之后的成功。”如今，早已退休的张元昆说起自己在水叠工作的经历时，仍不忘感谢自己的几位恩师。

高手总是善于创新和改进技术的，张元昆也不例外。善于钻研、思考，使得张元昆在工作中，不断改进生产技术，使产品的质量不断提高。

张元昆在继承传统叠丸技艺的基础上，改进了部分水丸的叠丸工艺。张元昆发现阮氏上清丸简单地用水叠，药丸易粘在一起，影响丸粒成型和外观质量，于是就用一定浓度的酒精

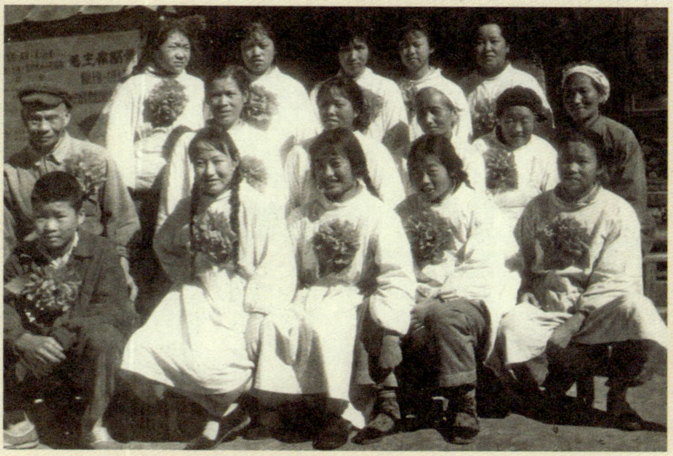

1972年终百宝丹车间先进职工合影（二排左三为张元昆）（昆中药综合档案室藏）

叠，生产效率大大提高。1997年，为解决阮氏上清丸（2020年更名为口咽清丸）乙醇叠制问题，张元昆加班加点反反复复做实验，终于摸索出一套解决办法，叠出的丸粒表面光滑、形状均匀，达到了技术质量标准。阮氏上清丸的乙醇叠法，1998年载入卫生部主编的《卫生部药品标准》（第20册），改进后的阮氏上清丸质量检测技术2015年载入《中国药典》。

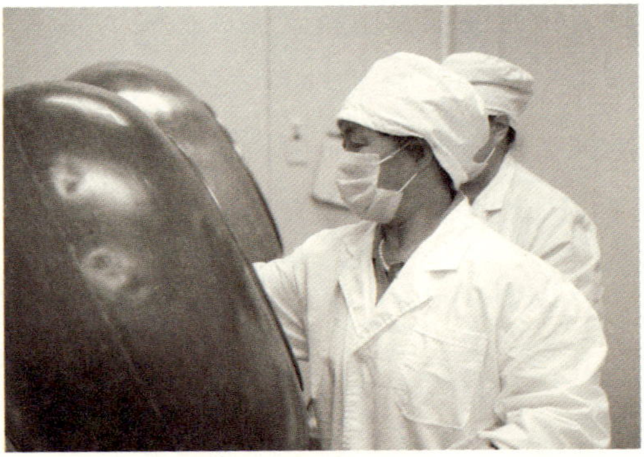

20世纪90年代张元昆在泛丸现场（昆中药综合档案室藏）

藿香正气丸的药材大腹皮的纤维多，制作水丸时难以成型，张元昆改进了常规方法：用大腹皮的提取液来做黏合剂，结果试制成功，改进内容在药品标准上升为国家标准时被收载。一次次的摸索，一次次的成功。张元昆主持完成的金花消痤丸项目，荣获云南医药集团有限公司科学技术进步奖三等奖。张元昆参加完成的“理顺水丸生产工艺提高产品质量QC小组”项目，被云南省质量管理协会评为云南省优秀质量管理小组活动成果奖。

张元昆的技艺不同寻常。中成药制剂是由药材制成的，药材原料的性质直接影响制作。不同的原料，用不同的方法制作，如加水的时机、加水量、加药粉的时机、叠丸时间的长短等，张元昆都能根据原料性质来调整。

中年以后，张元昆把自己的技艺无私教授给下一代，传承徒弟有黄桂英、姜秀英、沈应辉等多人，使昆中药的泛丸传统操作技艺一脉相承延续了下来，并成为昆中药的核心技艺。1998年张元昆退休后被返聘回厂继续指导叠丸生产，负责把控和传承叠丸技艺、测水分、测崩解、为质量把关，一直做到2005年。2013年她依然在为传承叠丸技艺奔波。2014年9月3日，张元昆被云南省文化厅命名为第五批“昆中药传统中药制剂（文化）”非遗项目省级代表性传承人。2018年5月，张元昆被文化和旅游部命名为第五批“昆中药传统中药制剂”非遗项目国家级代表性传承人。

（2013年5月17日、2015年3月12日张元昆口述　陈宗凤记录）

5 朱德昌：懂的药材数不清

在朱德昌的卧室墙上挂着三张老照片，分别是：1975年、1977年拍摄的先进代表合影，还有一张是1986年3月28日昆明市药材公司颁发老药工荣誉证书的合影照片。这是朱德昌最后为厂里留下的资料。“如果他还健在，那么他应该是省级非物质文化遗产项目代表性传承人。”朱德昌的同事评价。

1929年朱德昌出生于云南昆明。1949年以前，19岁的朱德昌在杨衡源瀛仙药室当学徒，当时还有另一家叫杨衡源保龄药室，两家药室分别为杨瀛仙和杨润生两兄弟所开。由于杨家兄弟以其诚笃、认真经营之风赢得了信誉，生意兴隆，成为清末以来省城昰几大闻名遐迩的药店之一。朱德昌生前很感激当学徒的那段日子，那时他在药室里做帮工，什么活都干，所以熟悉药材，能鉴别真伪。

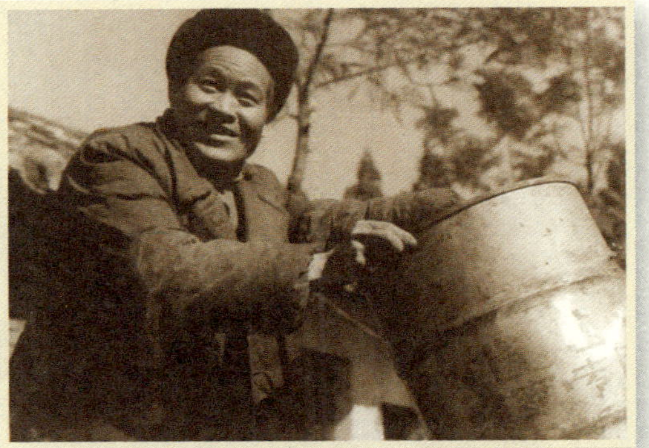

20世纪70年代朱德昌在搬运蜂蜜桶（昆中药综合档案室藏）

没人知道朱德昌到底懂得多少种药材，就连他自己也没估算过。总之，在他做供销以来，从未调过一次假药，而且每次的药都质量过硬。用他自己的话说就是“假的骗不过我”。1956年，朱德昌进入了公私合营昆明市中药材加工厂工作，在蜜丸组擀丸药，之后便被调去做供销，这一做就直到1989年退休。当时的供销什么都要管，小到厂里用的扫帚，大到名贵药材，都属于供销范畴，那时人们把这个行当里的人称为“调拨员”。

当时没有汽车，调货用的交通工具只有马车和自行车。只要有一个人开单，朱德昌就得到昆明市药材公司去调药。像白术、党参、犀牛角、鹿角、驴皮之类的贵细药材，他带上公司证明，骑自行车去调货，曾经最远骑到过晋宁。他觉得这些名

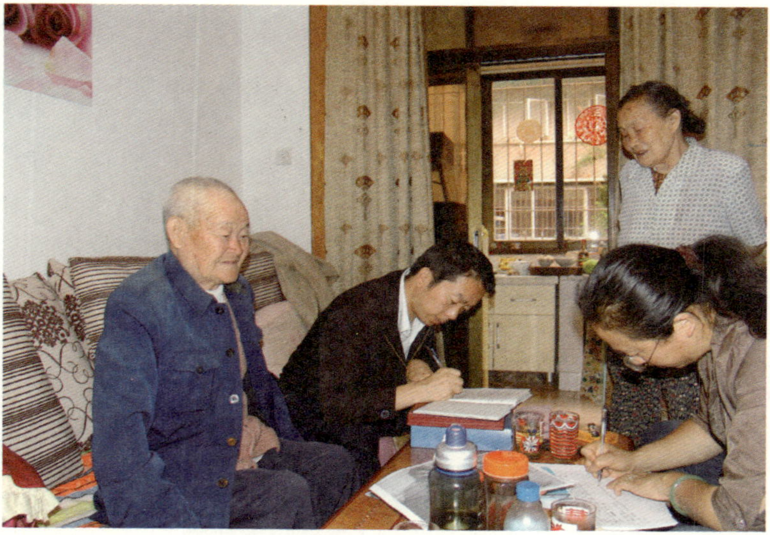

2013年5月24日朱德昌（左一）接受昆中药非遗办员工采访（昆中药综合档案室藏）

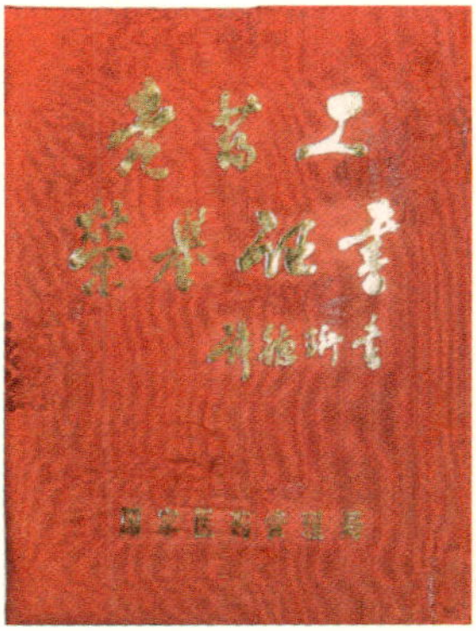

老药工荣誉证书封面

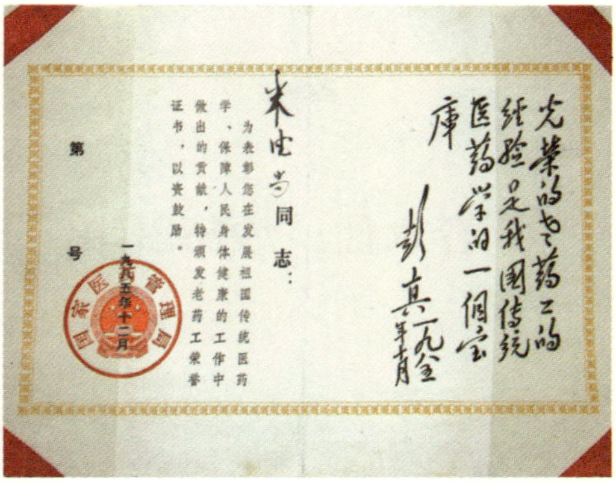

1985年12月朱德昌荣获的老药工证书（昆中药综合档案室藏）

贵药材只有自己亲自拉运才踏实。偶尔药材多了，也会请马车送，但也要全程跟着。

拉药材是个辛苦活，有的药材在省、市药材公司就能调到，有的却得跑到几十公里，甚至几百公里外才能进到货。累都没什么，就是怕下雨，药材受潮才是最要命的事。一次，朱德昌和同事李正文驾着马车从楚雄拉药归来，途经碧鸡关时忽然下起大雨，空旷的路上没一个避雨的地方，情急之下，朱德昌和李正文赶紧将身上的衣服脱下包裹药材。最后这批药材保存完好，朱德昌和李正文却因此都生了病。

2013年12月，朱德昌走完了人生最后的旅程，一本本证书为他辉煌的人生作了最后的总结。同事们都记得，生前每次有人赞扬他时，他总是回应："我是共产党员，我得听从指挥，服从安排，才对得起这个身份。"

（2013年5月24日朱德昌口述　陈宗凤记录）

6 春永仙：炒药23年　磨秃10把钢铲

不分严寒酷暑，春永仙带着一身药味，站在大锅面前炒药，一炒就是23年，炒制的药材不计其数，磨秃的不锈钢铲有10把。当然，她练就的炮炙技巧也相当精湛，成为昆明中药界公认的炮炙能手，多次被评为先进生产工作者。

练就这样的技艺，除了师傅的悉心传授外，离不开春永仙的勤奋和敬业。1957年10月19日春永仙出生在云南昆明西山区

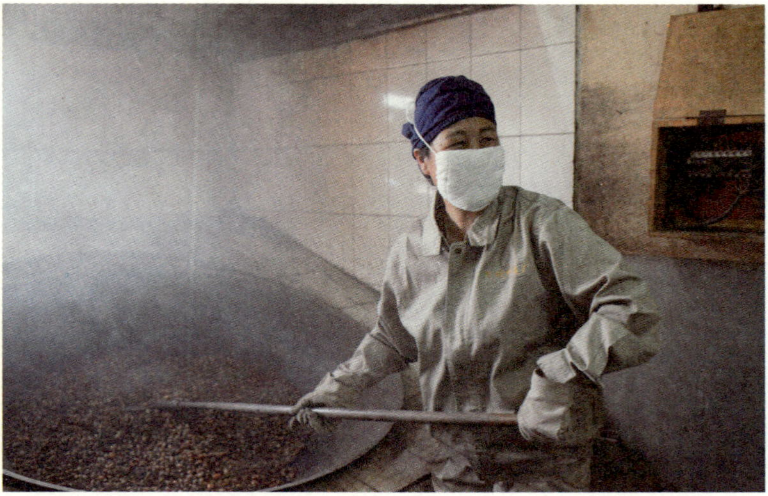

2014年春永仙在炮炙药材（刘云森摄）

的一个工人家庭。1974年，春永仙参加安全新村居委会招工，被分配到昆中药的配药车间。在这里，春永仙跟旧时开“万生国药号”的傅玉琨学习药材知识，逐步熟悉了各种药材的名称、性状和功能，识药技术不断提高。有时，她能隔着袋子，手一摸就知道是什么药材。这些基本功，后来都用在她的炮炙技艺之中。

1980年，春永仙被调来炮炙药材。当时有两位老师傅：江祖恩负责药材的蒸和煮，张淑珍负责炒，春永仙同时跟这两位学习。炮炙是制药的第一道工序，药效的好坏全在炮炙上。炮炙药材，如同炒菜一样，其中的技艺都是口传心授。春永仙留心观察师傅的每一个动作，时时领悟，默记在心。经过几年的努力，掌握并能熟练使用炒焦、麸炒、蜜制、盐制、酒制、醋制、煮制等多种炮制法，炮炙技术全面，成为技艺的一个独特之处。

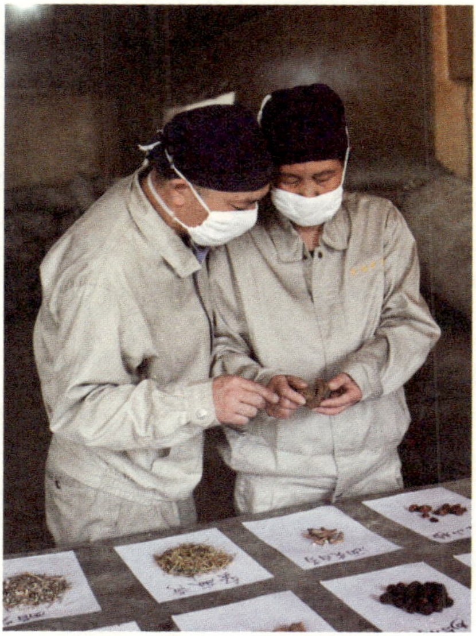
2014年春永仙指导徒弟李恒识别炮制后的药材（刘云森摄）

另一个最重要的技艺特点是，春永仙炒药能勤翻勤拌，会用巧力。春永仙体力好，手上有劲，从不偷懒。春永仙说：“如果不及时翻动，药就炒糊了，影响药效。”炮炙用敞口铁锅、药铲、炉灶、鼓风机等。炒药时，将铁锅倾斜成45°左右的斜面，锅下面烧火，靠人力搅拌翻动锅里的药物。“我做的时间长，会使巧力，锅铲一旋，药就翻起来了。”

此外，她能够根据药材的性质，控制炒制的时间和火候。春永仙炒炙一锅药，能根据不同的药材，恰当地把握炒制的时间。比如郑氏女金丹中用到的艾叶，一般炒5分钟左右。时间长了会起火，所以要控制好时间和温度。又如舒肝颗粒里的白芍，炒的时间就要稍长一些，起码10分钟以上，要炒到透心，炒成老黄色才可以。最难炒的是阿胶，根据大小分三个等级，要用蛤粉炒，炒到呈玻璃弹大小时，呈棕褐色珠珠时为止。这时，完全熟透后的阿胶自然崩开，里面是空心的，俗称“炒泡”。春永仙就能“炒泡”，而一般人很少能炒到这种程度。

炒药是个辛苦活，一袋袋药材直接往锅里倒，不论是炎热的夏天，还是寒冷的冬天，每天都重复同样的动作。“干了23年，我的眼睛就熏了23年，每天7点钟开始炒药，炒到10点，满身是汗，特别是夏天最难熬。”看着自己使用过的最后一把药铲，春永仙说。

春永仙想过换工作，但丈夫罗全荣的一句话，让她鼓起了勇气。“这项工作是技术活，不是一般人能做得了的。再说，什么工作都要有人去干，继续做下去。”有家人的支持，春永仙一直干到了退休。退休前，她将自己的技巧传给徒弟李恒。如今，她还继续关心着炮制事业的发展。2021年11月，春永仙被评为“昆中药传统中药制剂”非遗项目昆明市级代表性传承人。

2012年以来，昆中药恢复了“师带徒”制度，培养后继人

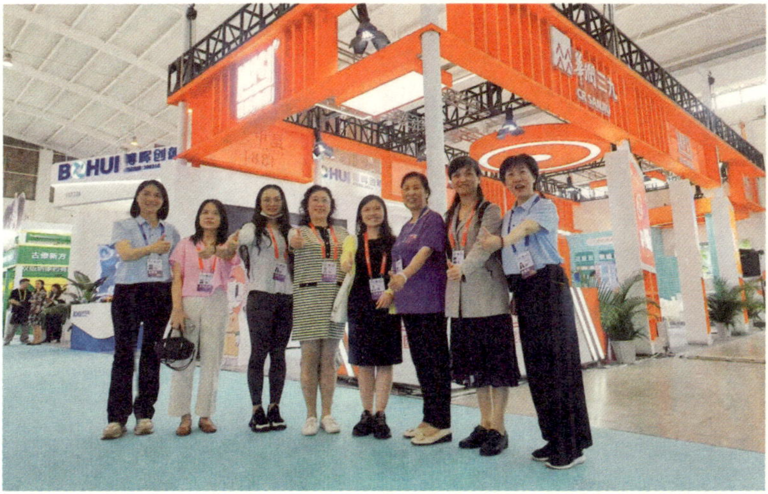

2024年7月23日春永仙（右三）在第8届中国—南亚博览会开幕式华润三九展位为来宾们展示非遗技艺（王昌伦摄）

才，在炮制、制剂制造、检验等关键生产岗位结对256人，以工代训，实施传帮带，建立了一支高技能药工队伍。2023年评选、命名了第二批公司级非遗代表性传承人。至此，已有各级政府命名的非遗代表性传承人8名，公司级非遗代表性传承人34名，形成了传承梯队。随着生产智能化的实施，如今这些制药技术都已经实现了现代化、数字化、规模化。

（2013年5月17日、2014年4月18日、2020年8月2日春永仙口述　陈宗凤记录）

7 阮云：丸剂车间的大蜜丸老手

阮云1974年4月18日出生于云南昆明盘龙区的一个干部家庭。接受采访时年仅39岁的阮云，就是三车间大蜜丸制作的行家里手。2013年阮云被认定为“昆中药传统中药制剂”昆明市西山区非物质文化遗产代表性传承人，是昆中药在岗最年轻的制丸传人。

阮云制作大蜜丸的技艺特点和成绩：能精确掌握炼蜜时限及和药时的蜜温，总结炼蜜在各品种中需要的含糖要求，制定并验证大蜜丸生产的质量标准和操作规程。

这些技艺的取得源自阮云对大蜜丸的热爱和专一。1991年，药剂专业毕业的阮云进入昆中药，分配在当时的大蜜丸车间，跟着师傅学大蜜丸上蜡。上蜡，说来容易，实际操作并不简单，需要勤心勤力。“蜡的温度很高，上不好，要么就被蜡液烫到手，要么就上得厚薄不均。”阮云说。

上蜡是大蜜丸内包装的工序，包括扣壳—插钎—上蜡—拔把—掐把—盖章六个连续不断的过程。如果按一料的产量计算，完成这个过程大约要一天半的时间。师傅刘秀英带领阮云，做了半年左右，便让阮云独立操作。1998年，阮云任水丸工序的班长，生产金花消痤丸和清肺化痰丸等产品，技术已经较为熟练了。2001年阮云任大蜜丸内包工序的班长，开始当师傅，指导新员工。

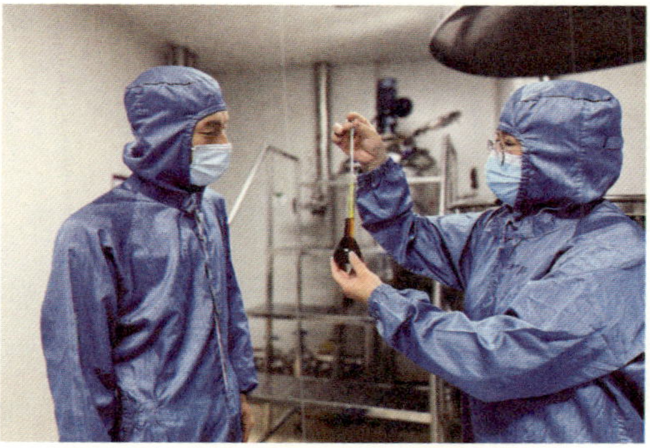

2022年10月阮云（右一）教徒弟杨海文制作益气健肾膏（阮云提供）

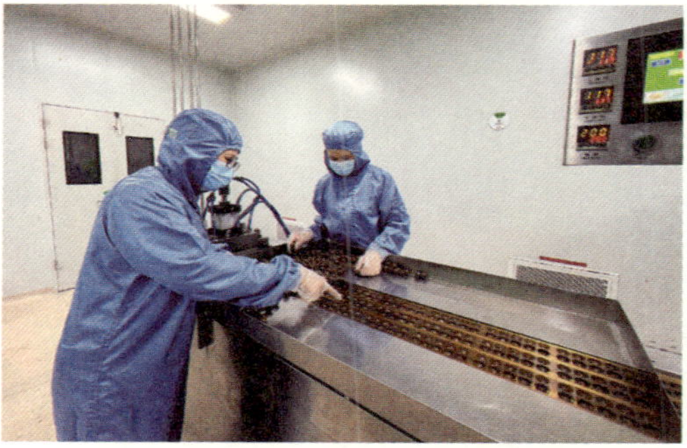

2024年4月阮云在大蜜丸生产现场指导新员工操作（阮云提供）

大蜜丸的内包装是整个大蜜丸制作的中期阶段。前期阶段是炼蜜、和坨和制丸。这些前期工作是如何做的？蜜是怎样炼出来的？和坨又怎么和？……阮云对此充满了好奇。2004年，阮云终于有机会接触这些工作。“当时正值车间搬迁，也是昆中药准备《药品生产质量管理规范》（GMP）认证的时期，为了从源头上保证大蜜丸的质量，从而全程控制大蜜丸的质量，车间主任王永明安排我去做炼蜜等前期工作，我一做就到现在。”阮云说。

在王永明师傅的指导下，担负重任的阮云渐渐掌握了炼蜜、和坨和制丸这些核心技艺。

蜜丸是指药材细粉以炼制过的蜂蜜为黏合剂制成的丸剂。一般将每丸重量在0.3克或0.5克以上的称为大蜜丸。其中，炼蜜是大蜜丸制作中的重要环节。蜂蜜炼制时间的长短，直接关系到药品的软硬度。对此，阮云深有感触：“炼蜜时间长了，容易炼成老蜜，导致药丸变硬；如果炼蜜的时间短了，蜂蜜中的微生物不能有效杀灭，则会卫生不合格。”

和坨，又称和药，制剂学术语称为“制丸块”，是将混匀的药粉与炼蜜搓揉在一起而成丸块的操作。和坨，是蜜丸制作的重要一步，其中蜜温直接影响着药丸块即药坨的软硬程度。

练了十年的蜜，阮云摸透了蜜的脾气。阮云能够精确地掌握炼蜜的时间，对蜂蜜的含糖量也把握得准确，因此她做出的大蜜丸，细腻滋润，软硬适中，合格率高。目前，阮元已是大蜜丸制作的能手。

持之以恒的大蜜丸工作，为企业打下了良好的基础。阮云将自己的操作经验总结整理，编成《大蜜丸制剂工艺规程》等规范性文件，在车间实施。阮云所在的大蜜丸生产线，已形成了健全的质量管理规范和生产标准体系。

大蜜丸生产线是公司的重要生产线。据统计，昆中药从事大蜜丸生产的员工当班9人，月产量达40万板，生产着感冒疏风丸、清肺化痰丸、抗骨质增生丸等特色产品，供应市场。在阮元的悉心传授下，杨海文、田丽娟等徒弟已成为大蜜丸生产的骨干。

阮云一干就是33年，其间她边工作，边学习，获得了大专、本科毕业证书。学历的提高，也促进了她技能的提高。2024年5月退休时，阮云已是医药工程的助理工程师。多年来，她荣获了昆中药“优秀员工”“优秀管理者”等众多荣誉。

2014年11月5日，阮云被西山区文化旅游体育局、西山区民族宗教侨务局命名为“昆中药传统中药制剂”非遗项目第三批区级代表性传承人。从此，阮云又将非遗传承作为自己的一项重要使命，2014—2024年期间，阮云先后参加玉溪非遗展、昆明南博会、上海进博会等大型展示活动共计60余场次。在昆中药非遗体验馆为销售客户、大中小学生、投资方代表、海外事业部的留学生等作非遗技艺展示、讲解80余场次。如今退休了，她依旧参与公司非遗活动，人退心不退，依旧是大蜜丸制作线员工们心目中的“知心大姐”。

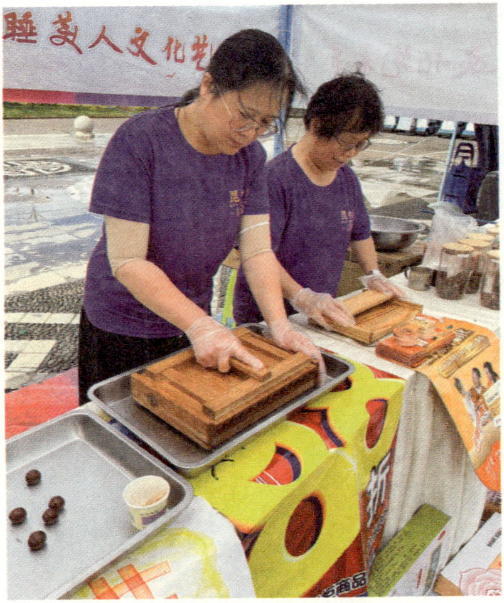

2022年7月阮云（左）和师傅张元昆（右）在昆明融创文旅城参加非遗技艺展示（阮云提供）

（2013年5月7日、2014年4月24日阮云口述　陈宗凤记录）

8 制丸能手姜秀英

制药专业能手、先进生产工作者、非物质文化遗产代表性传承人……一本本证书，一个个荣誉，是对中药剂士专业出身的姜秀英制药历程最好的诠释。

姜秀英1969年3月21日出生于云南昆明西山区一个工人家庭。1988年，姜秀英跟随昆中药师傅马莉、汤吉和杨树华学习糖衣工序操作，在师傅“手把手”的指导下，仅半年时间，她便开始单独上糖衣，一干就是8年。1999年起又师从张元昆学习泛丸，一直从事泛丸工作至2019年3月退休，她带领沈应辉、许从银、孙明华等3名徒弟做泛丸生产。

悟性高、善思考、勤发问，使得姜秀英在泛丸制作中不断创新、改良，形成了自己独具特色的泛丸制作技艺：能将药材细粉起模成型；能熟练将模子的均匀度控制好；擅长薄层多次盖面和焖锅方法抛光。

丸剂是中药传统剂型之一，泛制法是丸剂的常用制作方法。一般在旋转的容器或药锅里，将细粉与黏合剂交替湿润、撒布，不断翻滚，逐渐增大的一种制丸方法。用水或水性液体为黏合剂的称水丸，用蜂蜜为黏合剂的称水蜜丸。泛丸是泛制法制备丸剂的简称。丹栀逍遥丸为米粒大小的水丸，为了达到颗粒的均匀，前后筛选可达10次以上。姜秀英从事起模工作的15年里，掌握大量起模的经验和技能，经她起模的药丸，成型率高，丸模均匀。此外，她对药粉性质熟悉，可根据药材细粉的特点，采用不同的黏合剂。药材细粉一般很难成型，有些较松散，有些黏性大。姜秀英熟识药材细粉，这为她泛丸打下了基础。

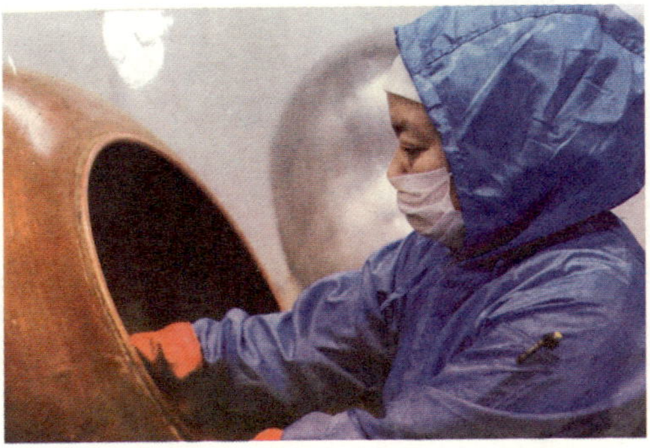
2014年姜秀英在叠丸（昆中药综合档案室藏）

由于有在糖衣岗位的操作经历，姜秀英便把上糖衣的技巧引入到泛丸制作中。“薄层多次”等制糖衣工序中的方法，均被姜秀英融会贯通应用在泛丸的制作中。在泛丸的盖面时，姜秀英将上糖衣中的“薄层多次，层层干燥”方法应用其中，她循环反复，多次慢慢加入黏合剂，让它充分地黏合在药丸上，然后“拉平”，在适当的时候，把药粉均匀地加入搅拌，这样连续数次“拉平”后，药丸就比较均匀、光滑圆整。

因为技术好，加之对工作认真负责，近年来，昆中药安排姜秀英负责外单位委托进来加工品种生产工艺的摸索。14个需要加工的品种，都是由姜秀英首次生产泛丸，在3年间，姜秀英凭借多年的技艺，圆满完成每个品种的加工工作。

在从事药品生产的31年里，姜秀英精工修合丸药。她所在

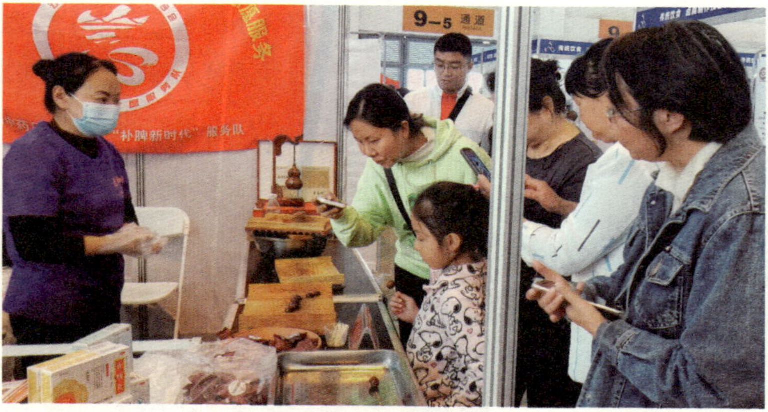

2023年10月22日志愿者姜秀英（左一）在云南文博会上搓蜜丸（杨祝庆摄）

的泛丸生产，是生产供应链的关键环节。2014年，经过姜秀英和同事们起模的产品，月生产量为1200万袋左右。自己生产的一粒粒药丸，为人们解除病痛——想到这些，工作的辛苦，在姜秀英心中早已变为愉快的成就感。2014年11月5日，姜秀英被西山区文化旅游体育局、西山区民族宗教侨务局命名为“昆中药传统中药制剂”非遗项目第三批区级代表性传承人。

退休后，姜秀英积极参与各级政府文化行政主管部门及公司组织的非遗展演活动，积极参加昆中药博物馆和体验馆的非遗讲解、演示。2024年上半年，昆中药博物馆接待104场次，体验馆接待76场次，共计接待人员2179人次，向社会广泛传播，让更多的人参与非遗、爱上非遗。

（2014年4月24日、2015年3月13日姜秀英口述　陈宗凤记录）

9 李恒：传承父辈手艺的“药二代”

修制、水制、火制和水火共制等方法是常用的传统中药炮制方法。如今掌握这些方法的匠人并不多。艺以稀为贵，昆中药炮炙工人李恒就是擅长炒、烫、炙等火制法的行家，成为企业的优秀员工。

李恒1970年10月26日出生于云南昆明西山区一个工人家庭。李恒的父亲李正文、母亲刘珍都是昆中药建厂初期药材鉴别、炮炙和膏剂制作的老药工。解放初，母亲跟随云南体德堂的赵维丰和百福堂的王淑英等前辈学炮炒，掌握了制药技艺。与母亲同时进厂的父亲，负责采购。父母一辈子献给中医药事业，身怀绝技绝活。如果把父母算作解放后的第一代老药工，那么李恒是名副其实的“药二代”。

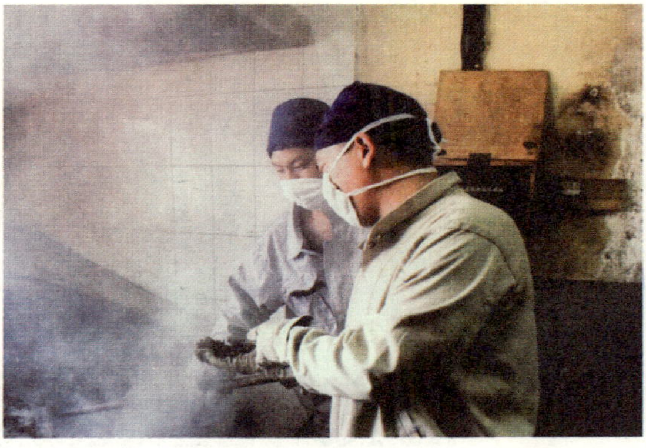

2014年李恒（右）指导徒弟赵学平炮炒栀子（昆中药综合档案室藏）

各种药材识别和

铡药口诀，母亲刘珍时时挂在嘴边，年轻的李恒耳濡目染，李恒和哥哥李明沉迷于制药技术，都成为企业的骨干。1990年李恒进入了昆中药前处理车间，跟随徐小龙师傅从事配方和领料工作，李恒初步了解到各种药材，为后来的工作奠定了良好的基础。

1992年李恒师从张月芳师傅，在配方班，从事药材挑选、配方和粗碎等工作。其间，李恒学习和掌握了几百种药材的名称、性状、配比剂量等知识，了解到药材炮制的蒸、煮、切、水分等工艺技术。2001年，李恒跟随师傅春永仙学习炮炙，从此技艺走向成熟。从那时到现在，23年的炮制工作，李恒已熟练承担上百种药材的炮制。

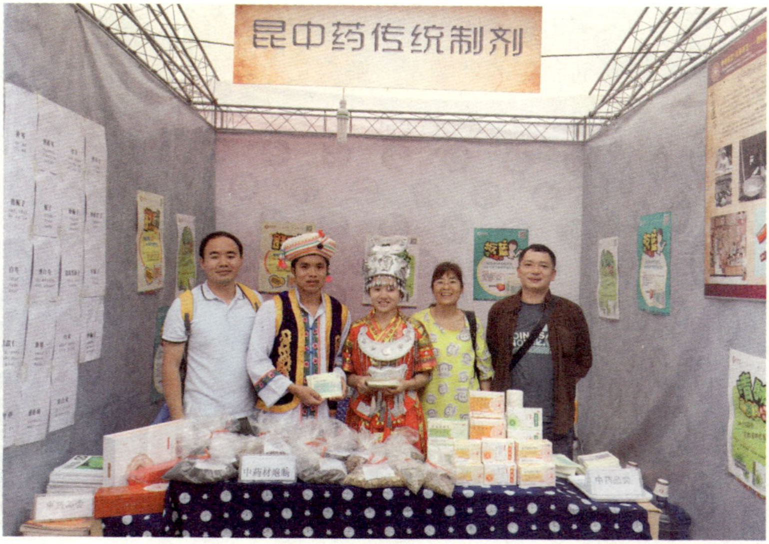

2015年6月13日李恒（右一）和昆中药非遗办成员在官渡古镇参加非遗联展（昆中药综合档案室藏）

“醋香附，专入肝，疏肝痛，消积滞。”师傅教的炮制三字经，李恒至今记在心里。李恒不但继承师傅的炮制方法，还形成了自己独特的炒药技巧：在炒炙过程中，他能将药铲紧贴锅底运行，不停地推动药物，并使用巧力，把药铲斜插进去，再用合适角度回旋翻转。由于李恒体力强、耐力好，又掌握各类药材的炮制技巧，使得他在2003年到2024年间炮制的几十万公斤药材中，合格率达99%以上。

但李恒并不满足于此，仍不断学习和创新。为了提高产量降低劳动强度，李恒和同事陈玉屏对昆中药现有CYJ-700型煤加热炒药机研究后，研制出CYJ-1000型加大炒药设备，该设备投入生产后，大幅提高了生产能力，减轻了员工的劳动强度，

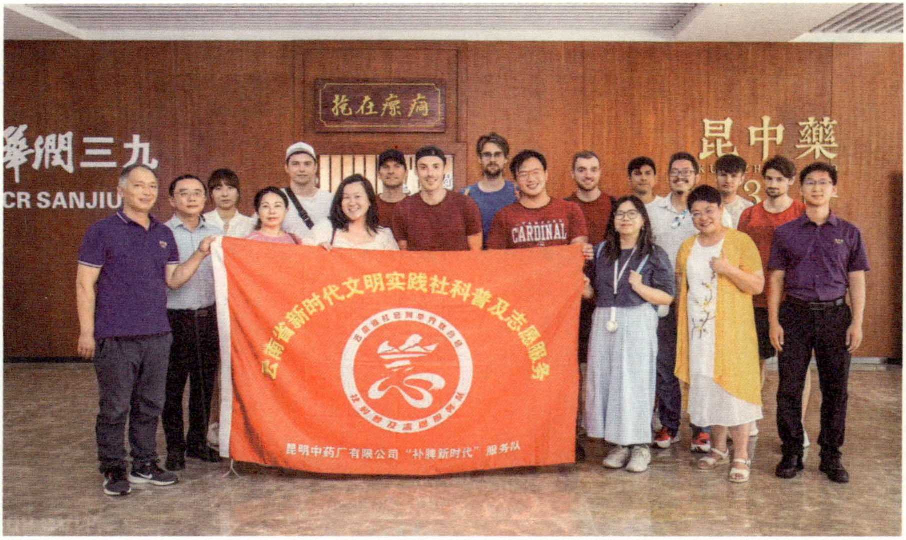

2024年李恒（左一）参加云南省科普志愿服务活动和外国留学生在昆中药博物馆合影（陈晓英提供）

节约了生产成本，取得明显的经济效益。

此外，李恒在生产中成功地创新实施了炮制中固体辅料的分离技术。在不影响药品质量的前提下，还琢磨出了电动炒药机炒制阿胶这一技术，提高了生产效率。李恒2005年度被评为优秀员工，2012年获技术创新鼓励奖。

2003年春永仙师傅退休后，李恒继任炮制班班长，承担起了昆中药炮制生产任务。2024年54岁的李恒，已经培养了邱磊、袁再有、胡家林、赵学平等徒弟，将自己的经验和技术传给年轻员工。这支队伍学艺刻苦，积极肯干，个个能独立操作，成为中药制药的骨干成员和主力军。

2016年12月23日，李恒被昆明市文化广播电视体育局命名为第四批市级非遗项目“昆中药传统中药制剂”代表性传承人。2019年11月，李恒被云南省文化和旅游厅命名为“昆中药传统中药制剂”省级代表性传承人。2019年12月20日，李恒被昆明市人民政府授予第四届昆明市名匠称号；昆明中药厂有限公司被授予第四届昆明市名匠工作室称号。

（2014年3月27日、2018年1月18日李恒口述　陈宗凤记录）

10 马存柱：中药炮制的马前卒

正式制药前，有一个对药材加工的工作，如药材的识别、配药、筛选、晾晒、淘洗、切片等，叫作前处理或预处理。马存柱就是前处理的老药工，称得上是炮制的“马前卒”。

配药的关口是识药，要把假冒伪劣药材挡在外面。近年来，许多前处理工作在药材供应商手里已完成，但在20世纪70—80年代，前处理工作全由药厂承担。

马存柱，回族，1955年5月出生于云南昭通。马存柱1972年3月进入昆中药，跟着师傅傅玉琨学配药。傅玉琨是解放前在昆明开设万生国药号的店主，精通制药，解放后并入昆中药。22岁的马存柱，与同事庄熙南、杨明、戴春标等一起跟随老师傅学习。

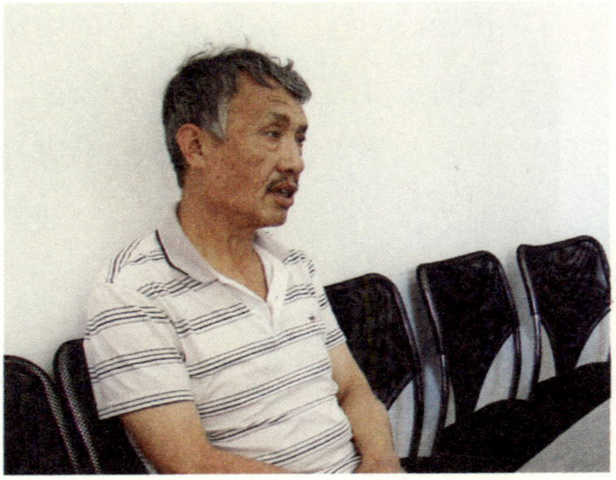

2014年5月23日马存柱在接受非遗办采访（昆中药综合档案室藏）

“师傅的手艺高，大家叫他老傅师。老师敲敲药材麻袋，闻闻味道，就知道是什么药材！”马存柱跟着师傅学识别药材，学配药方，学加工。从药材的来源，到生产过程都要学，年轻的马存柱学得比较扎实，一次厂里组织了检查，拿出一袋袋药材，让徒弟们鉴别，一百味药材他能认出八成。

1973年，昭通制药厂派人到昆中药学习，马存柱带领他们一边工作，一边教他们配药。次年，楚雄一平浪制药厂和楚雄中药厂的十多人也慕名前来，也是马存柱教他们配药。

当年分工不细，哪里需要哪里干。马存柱还被借调到阿胶工序做过阿胶。1975年至1977年，跟随杨德志师傅、峗庆华师傅及当时技术副厂长李应楠一起做了六神丸、阿胶、鳖甲胶等产品。1978年昆中药正式成立车间，管理所属的生产班组。如一车间有整理组、炮制组、粉碎组和牛黄组。次年，因浸膏产量大而成立浸膏车间，马存柱和两名同事一同负责浸膏车间的管理。

此后，马存柱被分配到新成立的中试车间，跟随孔繁祥副厂长做绞股蓝、齐墩果酸片的中试生产。2003年，马存柱回到一车间从事配方工作，不久内退。

2014年采访时，59岁的马存柱清晰记得每一道工序的制法和细节。这些技艺早已融入企业的药品质量管理之中，成为企业的财富。

（2014年5月23日马存柱口述　陈宗凤记录）

11 李雯沛："辣燥"的车间主任

能严格管理，识人善用；不图个人得失而将荣誉让给员工——她就是老药工们最喜欢，也最佩服的车间主任李雯沛。

李雯沛，1958年2月出生于云南昆明西山区一个工人家庭。1992年，昆中药时任厂长何文将当年在质检科做质检员的李雯沛调任为五车间主任。李雯沛首先熟悉每个工序的技术，然后

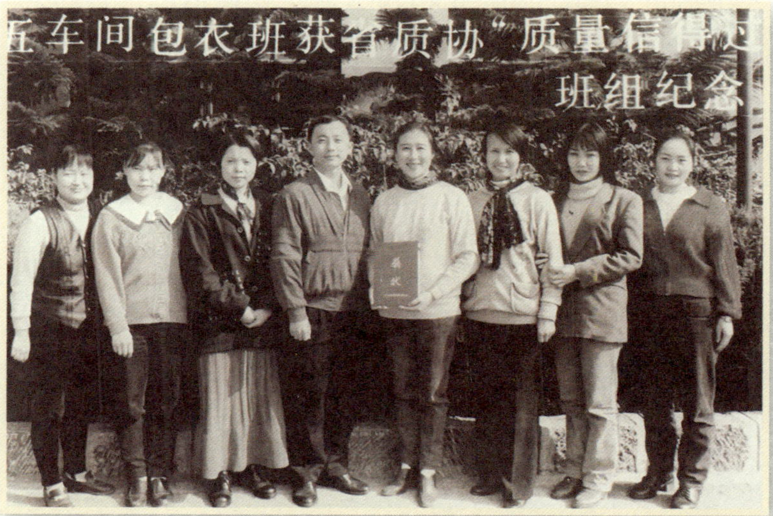

20世纪90年代姜秀英（左一）所在的包衣班（左四五为金凌、李雯沛）获省质协"质量信得过班组"（昆中药综合档案室藏）

将每个操作流程及标准，全部规范为管理制度并落实到每个岗位；其次将车间的人员进行合理调配，为此她得罪了很多人，甚至是自己的师傅。

李雯沛接手五车间后，对包衣和水叠工序进行了大刀阔斧的整顿，提拔了一批骨干，完善细化了车间管理。

当时个别员工为了应付领导，故意拖延时间，一天本可以做两箱药，但就只做一箱，做完就自行下班。一个月后，李雯沛将对方的工资和奖金减半。“看到工资后，她气冲冲地来找我，我告诉她，你是老员工，你说你做不了两箱药，那我给了你一个月的时间去适应，但你还只做了别人一半的活，就只能拿一半的工资，什么时候你和别人做得一样多，我就发给你同样的工资。”至此，员工干活的态度有了转变，而李雯沛也开始将员工工资和考核相挂钩，凡是车间做不好的，她先扣自己的工资，然后又扣失职的班组长工资，并把扣出的工资又奖励给出色的员工和班组长。

李雯沛在五车间当车间主任，一干就是10年。严格的管理制度和到位的执行力，让整个车间成了厂里的明星车间，而员工们更成了香饽饽，无论去到哪个岗位，都受到好评。厂里每次评先进，都会给李雯沛一个名额，但她都拒绝了。“我希望将机会留给我的员工。”李雯沛说。

2003年，李雯沛又被调到外包装车间当主任，包装工序一点也不简单，它集中了所有成药生产线的点，工作繁杂且量大。车间刚组建时，GMP制剂大楼刚竣工，员工没到位，面对着这些毛坯房，李雯沛带着4名刚毕业的学生，画图纸，做规

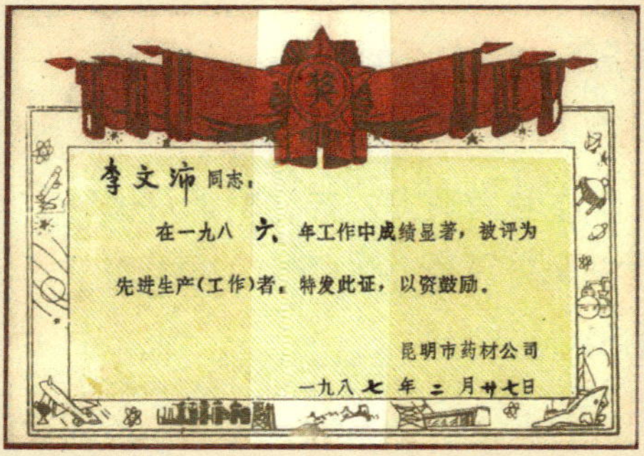

1987年2月李雯沛获昆明市药材公司先进生产（工作）者的证书（李雯沛提供）

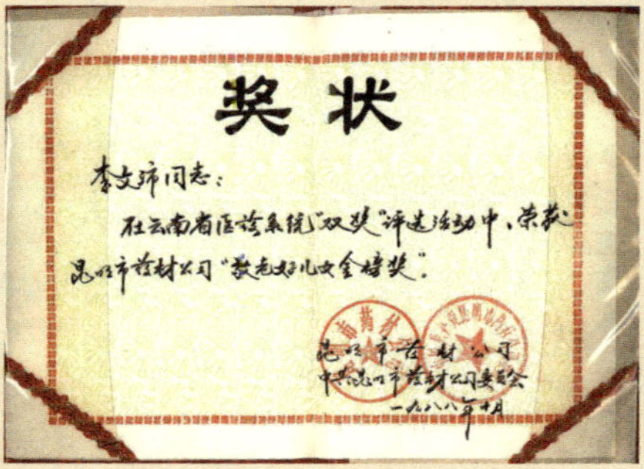

1988年10月李雯沛获昆明市药材公司敬老好儿女的奖状（李雯沛提供）

划，然后又将图纸交给设计师去审核。作为车间主任，李雯沛是车间药品质量的第一责任人，为了保证车间生产出合格的药品，从中间站、运输班、堆码标识、领取包材、打批号等各个生产流程，她都亲自设计流程图，亲自挑选人员，一点都不敢马虎大意。

正是由于众多的昆中药基层车间管理人员，秉承着这样"勿减勿糙修精品，勤心勤力志康宁"的职业操守，昆中药车间现场管理才有条不紊，一批又一批合格药品才源源不断投放市场。2006年，李雯沛退休了，而她培养的员工很多都成了优秀的管理者和生产骨干。

李雯沛的父亲李鸿昌曾任昆明市药材公司党委书记及经理，其老公公翟昌镒是昆中药老字号翟玉六堂的第11代后人，光绪三十三年（1907年）研制成功的止咳丸，昆中药至今仍在生产和销售。为了更清楚考证老字号起源，李雯沛几次带上非遗办成员，到其五叔翟昌礼开的药店采访。翟昌礼原为云南中医学院中医系老师，退休后开设翟玉六堂中医诊所。2014年8月19日，85岁高龄的翟老师热情接待了我们的采访，他详细介绍了翟玉六堂的传承情况及止咳丸的疗效影响力，并介绍了自己家的族谱。有像玉六堂这样的82家老药号的家传国学，昆中药的众多药品将继续流芳百世，造福四方百姓！

（2014年5月29日李雯沛口述　陈宗凤记录）

12 张昆珍：管好“汽水”，做好浸膏

“这两天天气热，汽要小，循环水要开大，否则就容易‘跑膏’。”昆中药退休十年的张昆珍，当年一看到天气变化，就习惯性地关心起做浸膏时需掌控的气压和水量。

张昆珍，1955年4月28日出生于江西临川。20世纪70年代前的老药工们，没有太多详尽的操作规程，也没有尖端的计量检测仪器，很多做药程序靠耳听、眼观和双手感知，更多的则是自己摸索，实践。张昆珍也是在这样一个背景中，通过现场观

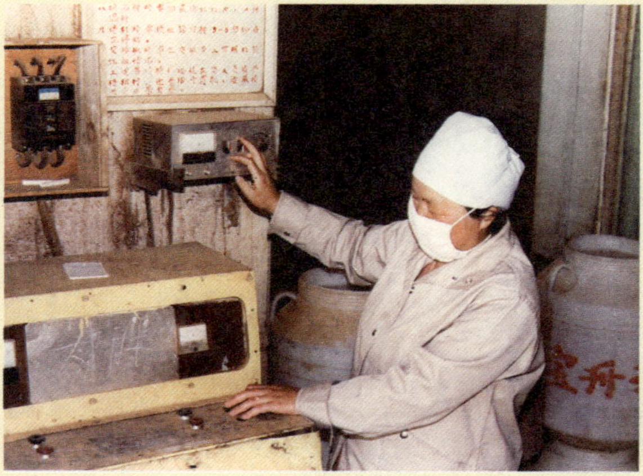

1991年张昆珍在前处理车间开粉碎机工作照（张昆珍提供）

看师傅操作，自己上手实践并不断摸索、总结出经验，成为昆明中药厂有限公司突出的浸膏能手。如今，这些老药工们的制药经验，更为新一代的年轻药工们提供了大量可查、可借鉴的材料依据，从而制造出了一批批昆中药精品。

从1974年进厂，张昆珍在过很多车间，会做片剂，会做蜜丸、叠丸，还会配药、粉碎、煮提等，掌握很多技艺，使得张昆珍在制作浸膏的5年时间里更是得心应手，如今依然记得做浸膏的每个细节。

首先，将每味药按配药单的方子配好，辨清每味药：哪些得粉碎，哪些得煮提。煮药是一个复杂的工序。不同的药，在煮药期间的方法也不一样，有的煮两次，有的煮三次，每次煮的时间还不一样，有的需要提挥发油，煮好的药液再放进浓缩锅中浓缩。

烘烤时，掌握好内外一致，切忌烤煳，或烤得皮烂骨生，不同的品种有不同的烘烤时限，中途翻盘两次左右，全程必须有专人看守，这一步，得格外谨慎。“一般情况下，我们都会用手掰开，查看其干燥程度。”张昆珍说。

投药、浓缩、烘烤，是浸膏工序中三大主要流程，每个步骤都容不得半点疏忽，张昆珍在每个环节中都能驾轻就熟。其娴熟的技艺

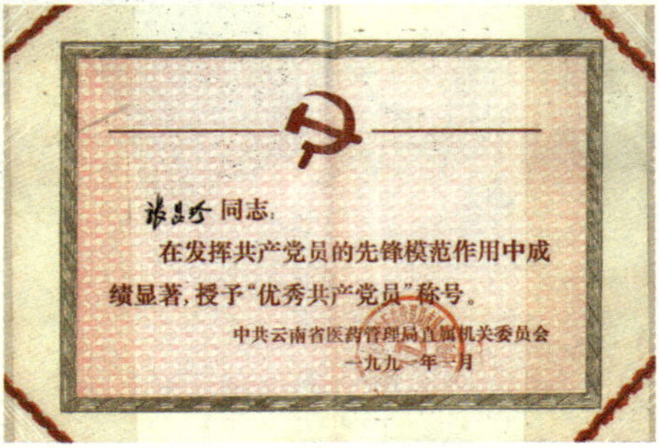
张昆珍同志：
在发挥共产党员的先锋模范作用中成绩显著，授予“优秀共产党员”称号。
中共云南省医药管理局直属机关委员会
一九九一年一月

1991年张昆珍获云南省医药管理局优秀共产党员的证书（张昆珍提供）

也得到了大家的认可，因此屡次被授予昆明市药材公司、昆中药“先进生产（工作）者”“优秀共产党员”等荣誉称号。

30年的工龄，她熟知厂里各种产品的前处理操作流程，从天麻祛风补片到杞菊地黄丸，从首乌延寿片到桑菊银翘散。“进药（材）师傅把好每个进药（材）环节和产地，确保每种药材的精良，而我们更得确保出膏的质量，层层把关才能制出好药，老百姓放心的药。”说到这里，2004年就已退休的张昆珍满脸自豪。

（2014年5月23日张昆珍口述　陈宗凤记录）

13 周仲华：风雨炮制三十年

“炮制虽繁，必不敢省人力。”万丈高楼平地起，炮制的质量直接影响着成药的药效。这句话一直伴随着周仲华在昆中药里稳扎稳打，从炮制的每一道工序，再到每个岗位的师徒传承，他都事必躬亲，为放心药、精品药努力着。

1957年11月27日，周仲华出生于云南昆明官渡区一个工人家庭。从门外汉到车间主任，周仲华用努力和勤奋证明自己。1974年11月，周仲华和其他20多名同事一起被招入中药厂。学习培训3个月后，他被分到蜜丸班。当时中药厂没建立车间，就只有生产班组，如配药班、粉碎班、小包班、白药班、浸膏班、水叠班、糖衣班和压片班。在蜜丸班，他跟着师傅赵聪和谢学礼，一做就是5年。炼蜜、和药、制丸，虽然当时没有精确

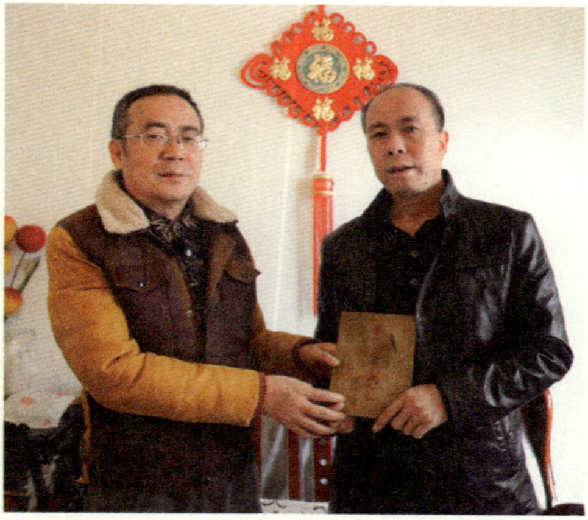

2016年11月9日周仲华（右）向公司捐赠《国药八十一种成药配方》（王云鹏摄）

的仪器做测量，但周仲华还是认真地将每一步都精细到位。首先，炼蜂蜜时，得分清是清解药还是补益药。做清解药时，蜂蜜得炼成老蜜，而做补益药时，如归脾丸、柏子养心丸等药品，蜂蜜就得炼成嫩蜜，温度要低。同时，蜂蜜的配比也要得当；另外还需要准确把控炼蜜时限。“那时由于资源有限，这些步骤全得靠个人经验判断。”周仲华说。

1979年，由于认真好学，周仲华被调去做配料员，从这时开始周仲华在昆中药前处理车间一干就是30年，直到2009年在前处理车间主任的岗位上退休。做配方、称药、鉴别药材质量，这一岗位需要有比较强的责任心和专业知识，为了尽快适应工作，周仲华利用业余时间报名参加中山业余学校中药学的课程，学习药材鉴定，并取得毕业证书，而后又到云南中医学院学习。

配药是一项烦琐而复杂的工作。首先得审方，对照配料表配料；配方前药材需进行前处理（炮制），如搓洗、晾晒、拣药、打粉、挑拣、切药、炒药等。当时，由刚解放时的老药店药工傅玉琨主管拣洗、配方等工作，张淑珍负责炮炒，周仲华虚心向老师傅学习，并细心揣摩，专业技能逐步提高。称药很考验人们对药材性状鉴别的经验积累和责任心。“每称一种药就得先看外表，再尝味道。当归和独活在外观上相似，就只能凭气味辨别。桔梗和白沙参也易混淆，只有熟知药材，才不容易出错。”周仲华说。

凭借所学知识，加上丰富的制药经验，1989年，周仲华被提升为车间主任，全面负责起了前处理车间的管理工作。2000年到2009年间，周仲华为员工做了上百场技能培训，每场培训人员达

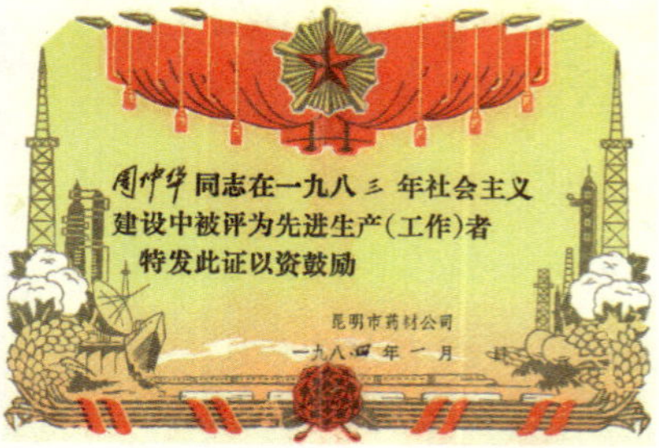
周仲华同志在一九八三年社会主义建设中被评为先进生产(工作)者
特发此证以资鼓励
昆明市药材公司
一九八四年一月

1984年1月周仲华获昆明市药材公司先进生产（工作）者的证书（周仲华提供）

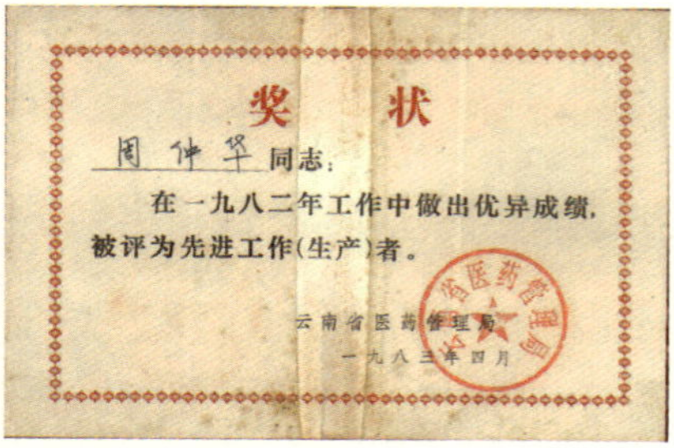
奖 状
周仲华同志：
在一九八二年工作中做出优异成绩，被评为先进工作(生产)者。
云南省医药管理局
一九八三年四月

1983年4月周仲华获云南省医药管理局先进工作（生产）者的奖状（周仲华提供）

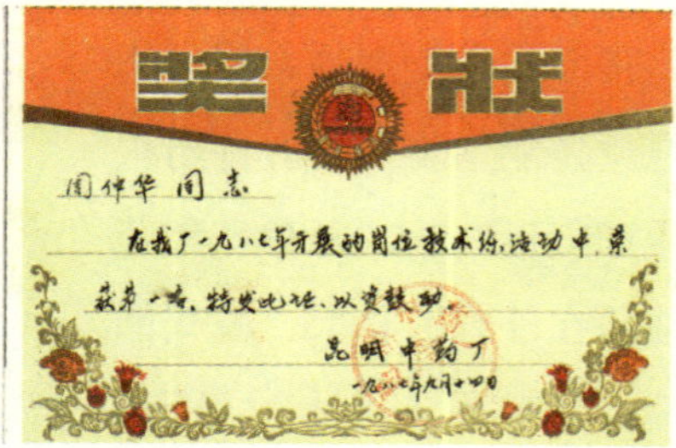
奖状
周仲华同志

1987年9月周仲华获昆明中药厂开展的岗位技术练兵活动第一名的奖状（周仲华提供）

五六十人。如今，“技术高、知识广、待人好”这是大家对这位兢兢业业的老车间主任的评语。

昆中药1956年公私合营时，组织药品生产是按照什么标准呢？通过大量的老药工的口述，大家都说当时就依据“81成方”组织生产。但是综合档案室一直只有复印件，却没有原件。在档案抢救性保护工作中，大家都特别留意这一本成方目录。公司在《春城晚报》《云岭先锋》登载征集启事，广泛向全社会征集。当采访到周仲华时，他说他姑父当年在云南省卫生厅工作过，他有一本“81成方”。经过慎重考虑，2016年11月9日，周仲华将这一本《国药八十一种成药配方》（1954年），即校注本《昆明81种成药配方目录》底本（简称“81成方”或“昆81方”），捐赠给了昆中药，目前保存在综合档案室。这一份档案是昆明中药标准化的重要成果，也是昆中药工业化生产的历史凭据。

（2014年5月29日周仲华口述　陈宗凤记录）

14 钱进：严把药材进厂质量

钱进，1967年11月2日出生于云南金平县的一个干部家庭。1989年7月于云南大学化学系分析化学专业毕业，被分配到昆中药参加工作。

中药材种类繁多，质量参差不齐，但钱进能用“眼看、手摸、口尝、光照”识别增重药材，用“眼看、手摸、水试、火试”识别染色药材，扎实的识药功底，加上先进的检测方法，使得每种经过她手的药材都能被全面评价出来。

回忆起学习药材鉴别经历，钱进说：“这得益于李美珍老师的严谨带教。李老师带我到仓库抽取进厂入库的药材，我用小袋子分别装好样品，贴上样品名称，对有别称的药材一一记下，回到实验室后，按照药材的标准进行鉴定。当时的药材标准检测项目，主要有性状及显微鉴别两项。性状靠的是经验鉴别，每次看到李老师拿到药材，都会仔细观察药材的形状、大小、颜色、表面特征、质地、折断面，用鼻闻，口尝气味，我都认真用笔记本记录下来，参照学习的书本，全面了解药材。”

显微鉴别是鉴别中药材和以药材粉末组成的复方制剂真伪

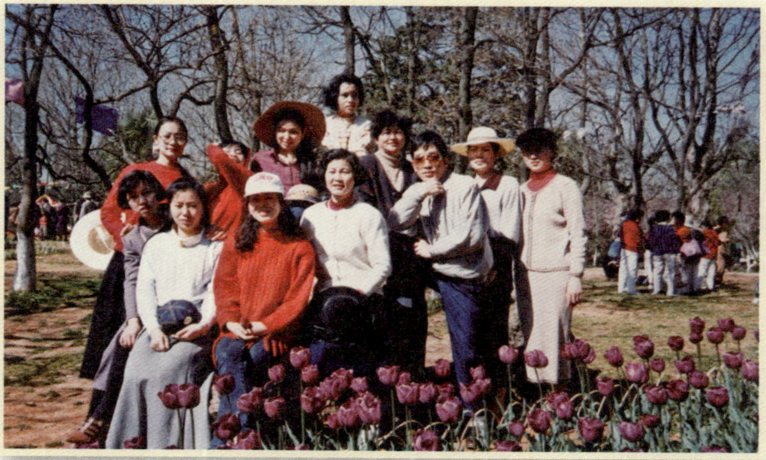

1989年钱进（三排左一）和同事们在外工会活动合影（昆中药综合档案室藏）

的科学方法之一。在学习之初，钱进每次对在显微镜下所见到的特征，都亲手用笔描绘出来，在图旁附注上对特征的描述。中药成方制剂多为复方制剂，制剂中所含的药材粉末，光凭肉眼无法鉴别其真伪，显微特征不明显，观察到的也许只是一个小片段，这就要靠积累，下苦功，多看。每次观察到不一样的，钱进都请教李老师，确认后牢记于心。

钱进专门将药材混在一起做辨认练习，经过一年的学习后，独自承担了药材的检验工作。通过不断地学习，开展了药材的灰分、膨胀度、酸败度、鞣质、挥发油、浸出物等多项检查，并采用先进的仪器，如高效液相色谱仪、气相色谱仪等，对药材进行含量测定、农药残留检测，用原子吸收光谱仪及双道全自动原子荧光光度计，做药材重金属及有害元素限量的检测。

2003年起，钱进担任实验室主任，负责实验室的日常管理工作。对每一份原料、辅料、包装材料、成品、半成品、纯化水检验记录及检验报告书做检查；对检验员进行技术指导，处理解决检验工作中出现的问题。每月对相关部门提供的药材样品进行真伪优劣的性价比对，对进厂药材进行质量把关。工作之余，钱进努力学习，2002年通过考试获得了执业药师证，2005年取得药品检验高级工程师专业技术资格，2015年后先后担任昆中药质量保证部及供应储运部副经理。

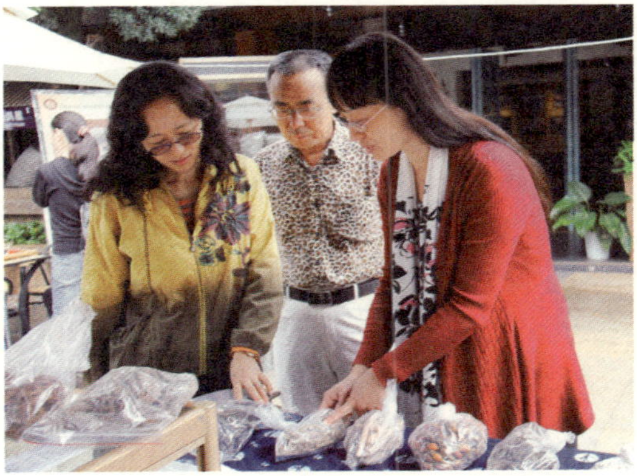

2014年6月17日钱进（右）参加“非遗进翠湖”活动向云南省文化厅非遗处处长董艳玲介绍药材（昆中药综合档案室藏）

为推动战略采购工作，降低成本，提升质量，钱进配合其他部门，到全国各地药材市场比质比价，采购到价优质高的药材。2014年3月份，首次开展了药材二氧化硫残留量的检测，进一步保证了药材的安全，将昆中药放心药、精品药呈献给社会。2014年11月5日，钱进被西山区文化和旅游体育局、西山区民族宗教侨务局命名为“昆中药传统中药制剂”非遗项目第三批区级代表性传承人。

（2013年6月26日、2014年4月17日钱进口述　陈宗凤记录）

15 周秀芝：巧手旋出完美蜡壳

蜡壳就是用蜡等原料做成的空壳，是传统大蜜丸的包装物。一粒大蜜丸可放入一个蜡壳内密封。由于蜡的性质稳定，隔绝性能好，可防止蜜丸吸湿、虫蛀、氧化等。用蜡壳包装好的大蜜丸，放置十多年甚至数十年依然外表光亮，气味芳香，丸肉柔润。

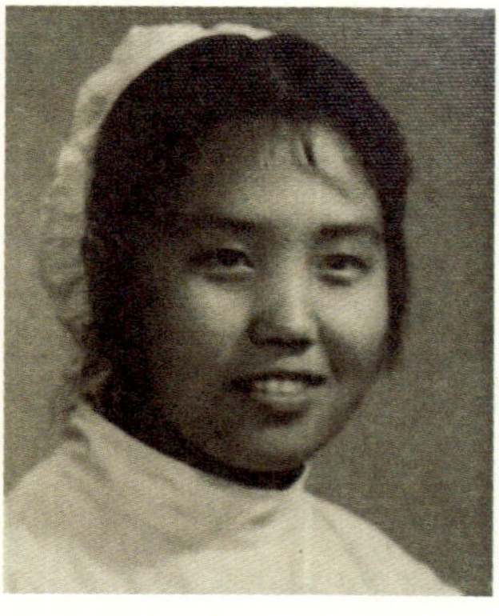
1966年昆中药蜜丸车间蜡壳制作工周秀芝个人照（昆中药综合档案室藏）

周秀芝是一名昆中药做蜡壳的老师傅。1946年7月30日出生于云南昆明一个工人家庭。1965年12月，刚刚19岁的周秀芝被招收到昆中药当学徒工。进厂后，她就被分到蜜丸车间，开始跟何琼仙、赵桂英、阮迪柳等老师傅学习蜡壳制作。师傅阮迪柳是12岁时回国的华侨，1957年3月被招到昆中药工作，有丰富的制药经验。在阮迪柳等老工人的指导下，新工人周秀芝渐渐掌握了生产蜡壳的技术要领。年轻的周秀芝工作认真仔细，心灵手巧，不到半年时间，就能独立操作。

这一年，厂里举行工人技术比武，周秀芝以优异的成绩获得蜡壳比赛的第一名，同事纷纷称赞“周姐的蜡壳做得最好，旋腰（即在蜡壳中间部位划开一条缝，使大蜜丸药放入）恰到好处，蜡壳盖面严实不漏气，装药方便，保存持久”。曾在蜜丸车间的同事钱忠庆说：“她所做出的蜡壳，都能被同事们一眼认出，而且她做的蜡壳也是大家纷纷接活的动力，很少有返工，效率高。”

虽然现在年事已高，可一提到蜡壳的制作，周秀芝仍记忆犹新。在20世纪70—80年代，蜡壳熬制一般不用温度计测量，都要依靠老药工们的经验判断。周秀芝介绍，蜡壳的厚薄得自己掌控，温度高了，就得多沾几次，温度低了，就少沾几次。周秀芝说：“当年大蜜丸的产品销售十分好，我每天要完成十多箱的工作量。”在车间同事中，周秀芝生产的蜡壳产量，在

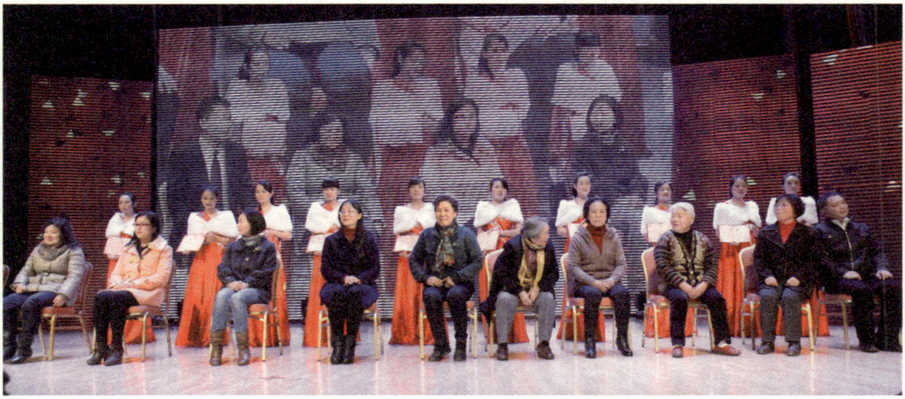

2014年1月24日周秀芝（前排右四）参加公司主题年会（昆中药综合档案室藏）

班组里是第一名的。

长期的摸索和实践，让周秀芝钻研出许多窍门。“褪蜡壳的温度要掌握得当，否则，蜡壳容易变形、损坏。在插签过程中，我们都是一只手要拿三十根竹签插蜡坨，一来保证蜡壳的统一化，二来也能最快最好地完成工作。”周秀芝说。那些年，蜡壳包装是大蜜丸的主要包装形式，厂里许多产品，如女金丹、归脾丸、清肺化痰丸、再造丸、补中益气丸、感冒疏风丸、山楂丸等，都是用蜡壳来装的。周秀芝蜡壳班承担着厂里制作蜡壳的重任。很多如周秀芝一样的老药工，将蜡壳包装的精品，源源不断地送到患者手里。如今，提起中药，许多老一辈的人对那些圆圆的丸药，仍然有着难以磨灭的印象。

1995年12月退休时，一个小小的蜡壳她整整做了三十年，周秀芝过硬的技术，赢得了同事们的尊敬。退休后，她依旧积极参加厂里传承活动。2013年11月7日，周秀芝被命名为“昆中药传统中药制剂”第一批非物质文化遗产代表性传承人。

（2014年6月25日周秀芝口述　陈宗凤记录）

16 银慧新：管理制药都有高标准

银慧新，白族，1973年2月1日出生于云南省临沧市凤庆县一个教师家庭。

1993年7月，银慧新从云南中医学院毕业，分配到昆明中药厂，先是在煮提工序实习，之后被调至五车间（水丸）当工艺员。2002年，她被任命为五车间副主任，2003年底任五车间主任，并于2007年兼任四车间主任。2009年，四、五、六车间合并为制剂车间，她受任为车间主任。多个车间的合并，不仅意味着管理幅度的增加，也意味着管理难度的加大。

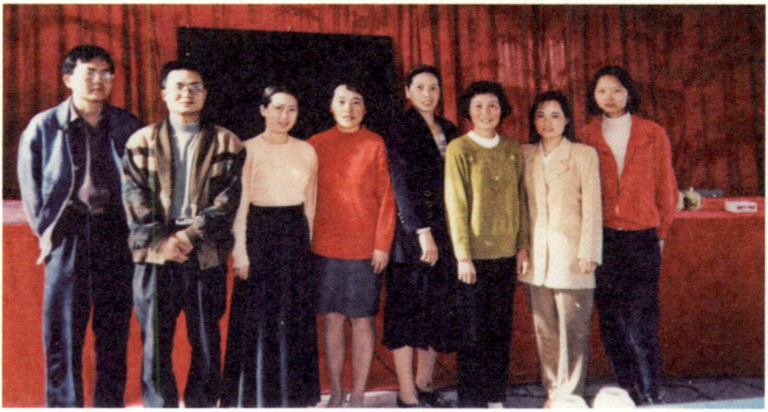

1993年银慧新（右一）在云南省医药技术质量工作会议现场（昆中药综合档案室藏）

由于在丸剂车间工作时间最久，银主任比较擅长水丸、水蜜丸的生产工艺。因工作需要，2007年她开始熟悉片剂的工艺。“片剂的整个生产流程较为复杂，每个生产工序都要符合企业的内控标准，高于药典标准，这就要求工作过程中必须仔细、仔细再仔细。”银慧新说，“药品的质量控制涉及生产的每一个环节，比如片剂，颗粒的干燥时间、总混装量、总混时间、片重差异、硬度要求、崩解时限、水分、外观性状等，均要按标准进行控制。”

现在，昆中药有143个产品，常年生产的就有80多个，所有产品都有相应的内控标准，所有生产均需符合《药品生产质量管理规范》（GMP）要求。10个剂型的生产线，虽然每个剂型工艺流程差不多，但若没有一定工作经验和学习能力的人进行生产操作，会影响生产进度和成品质量。“例如水蜜丸的操作流程较为复杂，不学、不看、不摸索，那肯定出不了合格产品。因此，组织员工不断学习，严控过程管理，是行之有效的

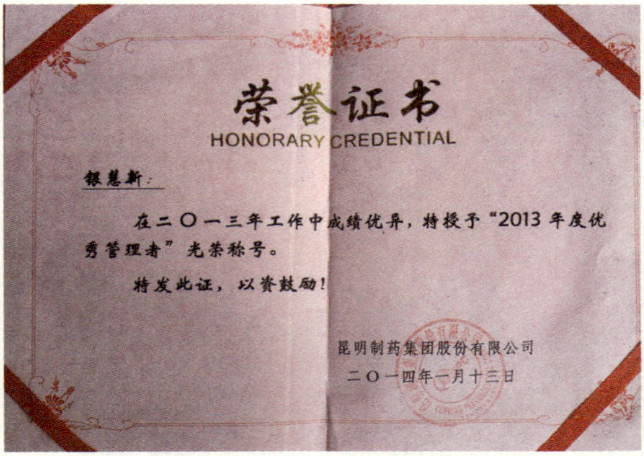

2014年1月13日银慧新获昆药集团优秀管理者的证书（银慧新提供）

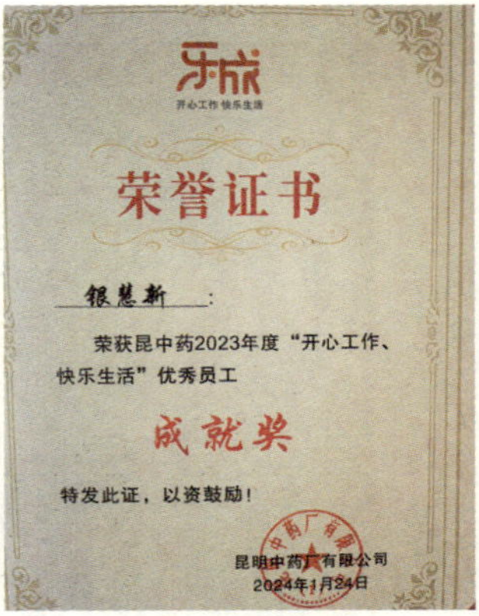

2024年1月24日银慧新获公司优秀员工成就奖的证书（银慧新提供）

好方法。”银慧新说。

在产品管理方面，银慧新细化行业标准、产品的工艺标准、质量标准，严控关键质量点，细致到每个生产和检验步骤。“中药厂20多年来的生产变化很大，特别是近两年来，产品销量剧增，2014年丸剂增长58%、片剂增长40%、颗粒剂增长30%。在这些数据背后，都需要我们严格遵守制度，在药品质量管控上更加留心，只有在每个环节都认真仔细、步步为营，才能制造出精品昆中药这个品牌。”也正因为她和所有团队人员的用心，使其在任期间从未出现过重大生产、质量和安全责任事故。在人员管理上，银慧新坚持制度管理。比如晨会、周例会，都是银主任管理员工的具体体现：每天由五个大班长和两个车间主任开晨会，每周周例会又由五个大班长、管理人员、班组员工开会，内容涉及团队建设、生产交流、工作现场安排等。

20多年的车间基层管理，使她和基层员工关系紧密，她会想尽各种办法，提供给有意愿的员工更多的锻炼机会；搭建各种平台，让基层员工有自己的晋升通道。10多年的车间主任经历，她先后带出过4名车间副主任，如今他们都成为昆中药的各级管理能手。2013年11月，银慧新被命名为昆中药第一批非物质文化遗产代表性传承人，并被授予昆明制药集团“昆药之星”的荣誉称号。2022年昆药集团正式成为华润三九医药股份有限公司大家庭的一员，如今担任生产技术部总工的银慧新，2024年1月荣获公司“开心工作、快乐生活”优秀员工成就奖，积极融入乐成文化的传承践行。

（2014年7月3日银慧新口述　陈宗凤记录）

17 杨琼仙：大蜜丸生产专家

一个岗位，深耕34年，从手工制作到机器操作，称杨琼仙为大蜜丸生产专家，一点不为过。

1956年3月8日，杨琼仙出生在云南昆明一个工人家庭。1972年3月，杨琼仙被招入昆明市中药制药厂（昆中药的前身）大蜜丸车间工作，从炼蜜到制丸，再到包装，她都做过。“1980年以前，昆中药的大蜜丸全靠手工操作，无法批量生产。直到1980年，厂里有了第一台制丸机，我们的工作才开始转为半机械化。”杨琼仙说，当时昆中药购进了由天津中药机械厂生产的国内先进的制丸机，厂里派她及另外两名同事钱忠庆和金凤仙，一同去天津中药六厂学习制丸机的操作，回昆后就成立了制丸班，并热火朝天地干了起来。

当年的手工制丸操作流程为：先由组长把药粉领来，根据所生产成药，计算不同的蜂蜜配比，随后就在大锅中和药。和好药后，将药放在案板上再次称量，把药按每种药的品规，如10克装、15克装等计量，以条状形式称量出来，就可在大案上搓药（当时昆中药老药工们称呼搓药台面为“大案”，包装台面为“小案”），每次分出的一条药，可搓15颗药丸。

搓药的工具为两块木板，条状药放在木板中间，木板上的半圆孔随着搓板的滚动，即可搓出丸药。此环节中需要注意的是，搓板上需要刷上麻油，否则药会粘在搓板上。不同类型的药，在搓时也有讲究，滋补类的药黏度大，要冷一点再搓，而清解药纤维大，就要热一点搓。在药的软硬度上也得注意力道，搓时掌握药条的均匀度，否则药丸之间又会粘在一起。“通常技术好的，力气大的，一次就可搓12条药，而力气小的一次只能搓6到7条，每天要求做100多箱药，每箱药有20到50盒

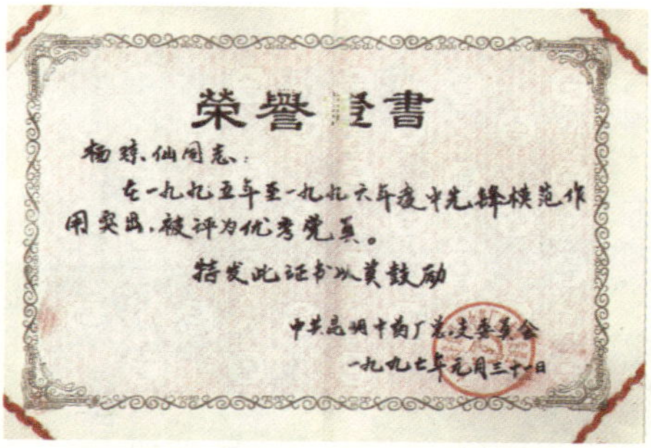
榮譽證書

杨琼仙同志：

在一九九五年至一九九六年度中先锋模范作用突出，被评为优秀党员。

特发此证书以资鼓励

中共昆明中药厂党总支委员会

一九九七年元月三十一日

1997年1月杨琼仙获优秀共产党员的证书（杨琼仙提供）

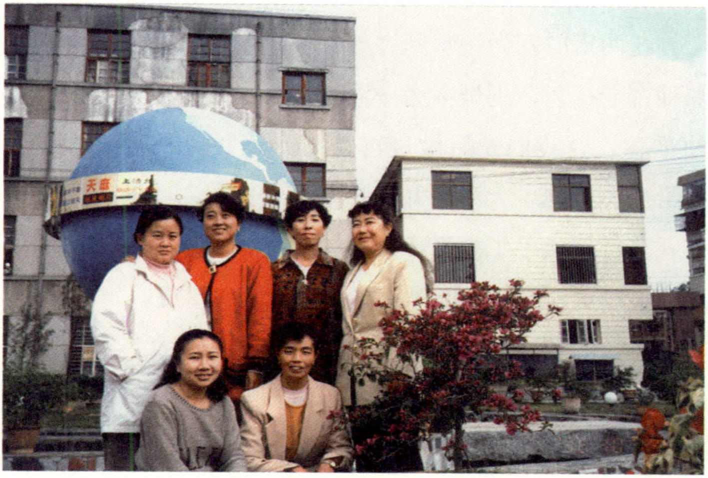

1996年杨琼仙（后排右一）和丸剂车间同事在南坝厂区留影（杨琼仙提供）

不等，10颗装一盒，因此，每天的工作量还是很大。”

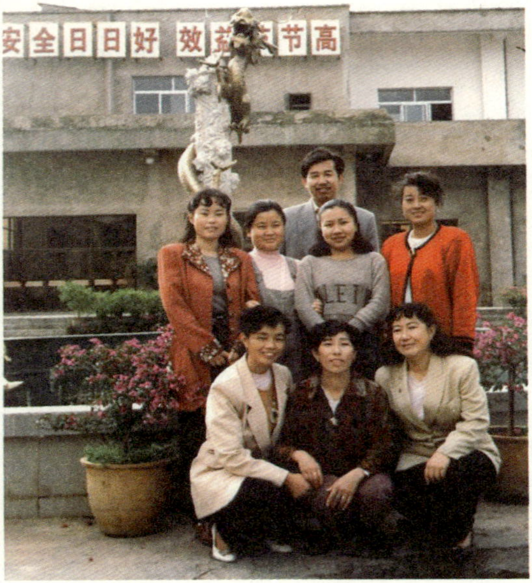

1996年杨琼仙（前排右一）和丸剂车间同事在南坝厂区留影（杨琼仙提供）

大蜜丸车间在20世纪70—80年代是昆中药的主力车间，大蜜丸产品是当时的主打产品，大蜜丸包装也进行了多次技改，从蜡壳包装、蜡纸包装、蜡纸筒包装到塑料壳套蜡包装，再到铝塑泡罩包装，杨琼仙都全程参与过。

过去手工操作是30个人，花两班时间做一料药，如今机器生产压缩了人力成本，但那种古老技艺，围坐案旁一同挥汗如雨的日子，却至今让杨琼仙难忘。“我们先后做过再造丸、感冒疏风丸、清肺化痰丸、十全大补丸、大活络丸、当归调经丸、六味地黄丸、女金丹等丸药。虽然手工产量不如机械化高，但操作技艺却是昆中药最弥足珍贵的遗产，值得一辈子去回忆、珍藏。”

（2014年9月5日杨琼仙口述　陈宗凤记录）

18 汪万中："小甜美"的见证人

传统的"丸、散、膏、丹"，从"大、苦、粗"到"小、甜、美"，1970年底，昆中药的产品剂型全面转型，这是用药观念的改变，更是一个企业从传统走向革新的蜕变。

1952年2月1日，汪万中出生于云南昆明。1965年11月，汪万中被昆明市药材公司招为学徒工后，被分配到昆明市中药制药厂（昆中药的前身）。入厂的岗前培训，由昆明市卫生局的驻厂代表杨永福讲课，授课内容为中药制剂的生产操作流程。随后，便跟着师傅江祖恩，在配药组学习炮炒煅炙，还跟随其他老师傅学习药品的药效及辨别。而后又跟师傅傅玉琨，按配方配药。正是那段时间，汪万中为药品剂型转型工作作出重要贡献。

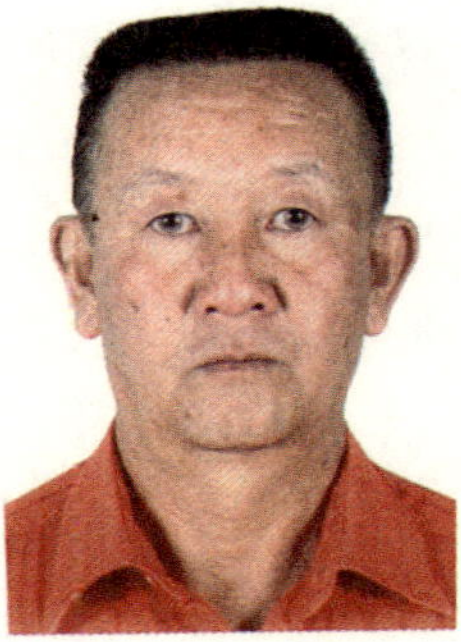

2014年汪万中个人照

后来，在市委组织下，汪万中扛起了锄头，开始了为期一年的围海造田建设。直到1970年底才重回岗位，进入到厂里刚成立的新药组。"原先，厂里生产的药品为传统剂型'丸、散、膏、丹'，但由于有些丸粒大，口味苦，表面粗糙，服用不便，

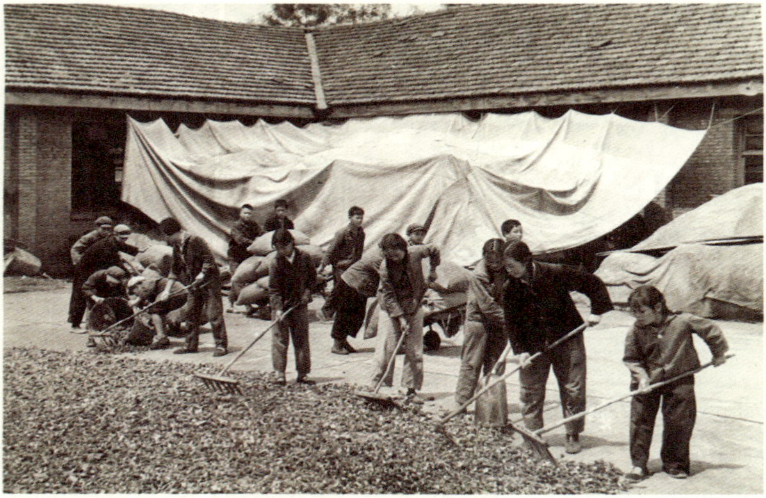

1965年昆明中药厂配药班工人在南坝厂区四合院晒药材（昆中药综合档案室藏）

加之很多药企纷纷试制片剂，为此，厂里组建新药组，我们六七个人的小组，就这样开始研发浸膏片，主打口号为‘小、甜、美’。”汪万中回忆说。

由于是试制，量少，达不到批量生产的要求，因此在所有流程里，都只能手工操作。汪万中介绍：“根据药材的属性不同，药材的熬煮也有所区别。含纤维的药材得煮，含淀粉的药材得打粉。例如，制作银翘解毒片时，里面的连翘、淡竹叶等就要煮水；而桔梗则要打粉。用一口小铝锅放在电炉上熬煮，同样要进行煮水、浓缩几个环节，成为浸膏后，把粉与浸膏搅拌、烤干，再打成浸膏粉，才可压片制粒，颗粒出来后，加干燥剂和崩解剂搅匀压片。”

新药组成立一年后，便拆分成浸膏组、压片组和糖衣组，

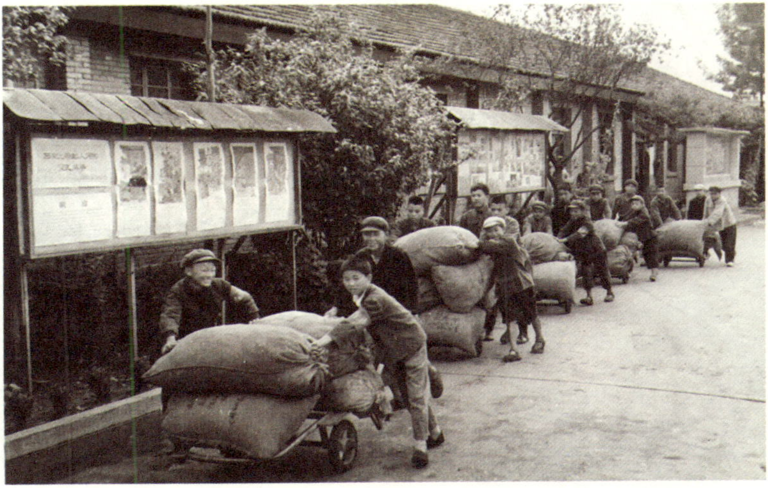

1966年昆明中药厂配药车间员工在南坝厂区拉药材（昆中药综合档案室藏）

当时浸膏组组长为李正文，苏小祥为糖衣组组长。1971年昆中药开始批量生产片剂中成药，汪万中也成了压片组的组长。"当时厂里就引进一台价值一万多元的，由上海天祥健台制药机械有限公司生产的ZP33压片机，这可是当时厂里最贵最好的机器，堪称厂里的宝贝。"

提及每一道生产环节，2004年内部退养的汪万中依然清晰记得每个步骤的注意事项。"煮浸膏时，得分清煮水和打粉药材，含纤维较多的药先煮水，然后再倒粉与浓缩后的浸膏搅拌；压片时要注意，药片在一米高的地方落下后，碎了就得加压，压力视每个品种而定，淀粉加多了好崩解，加少了难崩解；在上糖衣环节，要注意压片必须是凸片的素片，这样才好上糖衣。先将素片放入糖衣锅中，先上胶，再上糖稀，最后上滑石粉，这个工序得重复七八次，而且一只手放糖和滑石粉，另一只手要配合旋转的机器不断搅拌，防止药品粘起来。”

“虽然新药组只存在了一年，但通过对多个产品工艺的试制和摸索，却成就了药品从老到新的顺利转型，并开始批量化生产。如今还有大部分产品都还在生产。”汪万中说，这成为汪万中那批新药组成员最自豪的事。

（2014年9月26日汪万中口述　陈宗凤记录）

19 张丽萍：三十年精耕压片事业

在昆中药，如果要说压片组的元老，非张丽萍莫属。30年的压片生涯，让张丽萍成为厂里很多人都熟悉的压片老班长。

张丽萍，白族，1955年9月出生于云南昆明。1971年5月，正在昆28中读初中的张丽萍被招收到昆明市药材公司，后被统一分配到昆明市药材公司所属的昆明市中药制药厂片剂车间小包组当学徒工，当时她的师傅为小包组组长阮迪柳。一年后，分到压片组，其间被调其他岗位三年，从此以后就一直在压片组工作，直到2005年9月退休，多年的昆明市药材公司及昆明中药厂“优秀生产（工作）者”奖状记录着她每一步深扎稳打的脚印。

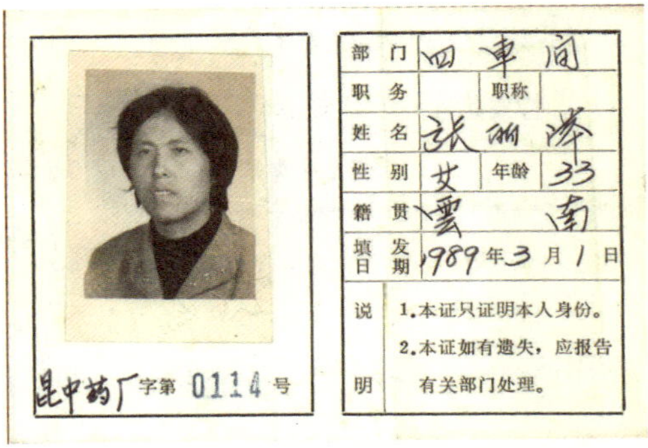
昆中药厂字第 0114 号

部门	四車间		
职务		职称	
姓名	張丽萍		
性别	女	年龄	33
籍贯	雲南		
填发日期	1989年3月1日		
说明	1.本证只证明本人身份。 2.本证如有遗失，应报告有关部门处理。		

1989年3月张丽萍工作证（张丽萍提供）

如今的压片车间，早已经历了多次升级改造。整洁的车间，明亮的走道，但依稀可以看到一些当年的生产情景。张丽萍说：“刚分到厂里，片剂车间主任为苏小祥（后历任主任为范保全、颜荣华），我的压片师傅有杨培亮、汪万中、朱贵云、李爱珍、邓忠巧、田惠兰、廖卫东、金丽萍等，压片班6个人左右，这一干就是30年。”

“质量要求高，工作辛苦”是人们对压片岗位的评价。“能在这一岗位干到退休的同事很少。但我觉得既然干一行，就得爱一行。”就这样，张丽萍从没申请过调换，而是一心一意在压片岗位精耕30年。

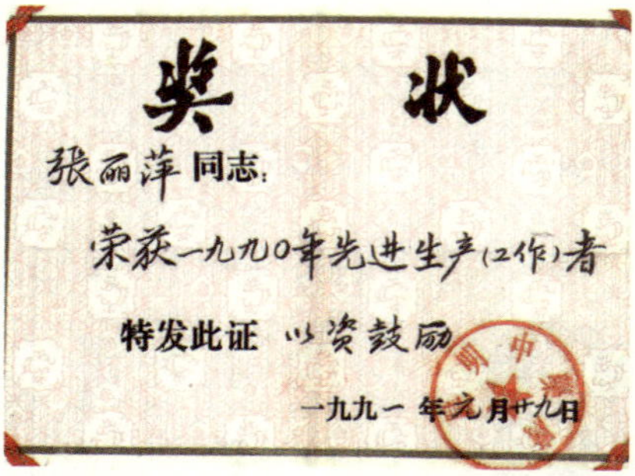
奬状

张丽萍 同志：

荣获一九九〇年先进生产（工作）者

特发此证 以资鼓励

一九九一年元月廿九日

1991年1月张丽萍获得先进生产工作者的奖状（张丽萍提供）

压片要将制粒好的半成品颗粒放入压片机，压片机分为19冲（一次出19颗药）、33冲（两边出片，一次出66颗药）和35冲。2014年，车间里的19冲和33冲压片机已经淘汰，代替的是66冲压片机。“每轮压出的片，我们都要称重，而且还得多次称重，只有在不断称重和对设备的调整中，才能将片重调到规定的重量，必须严格把关。”张丽萍说。

压片是体力活，张丽萍回忆，那时每天要加8锅药，多的时候要加到12锅或16锅，每锅药重达65公斤，每天要分白班和中班才能完工，有时还会上夜班，而且一旦机器开启，就不能停，一批药耗时比较长，因此员工必须要有强烈的责任心，始终坚守岗位。

多年来，张丽萍先后做过昆明中药厂有限公司的银翘解毒片、暖胃舒乐片、牛黄解毒片、龙胆泻肝片、苦胆草片、复方丹参片、通宣理肺片、妇科调经片、癫痫宁片、感冒疏风片等多种产品，如今，这些药还在昆中药片剂车间继续生产，不变的还有那套传承下来的制作技艺。

（2014年9月5日张丽萍口述　陈宗凤记录）

20 马寿仙：薄薄的糖衣　厚厚的学问

马寿仙，回族，1956年10月11日出生于云南昆明。1971年4月23日，昆明市药材公司到可保煤矿招收学徒工38人，15岁的马寿仙和其他32人，一起被统一分配到了昆明市中药制药厂。起初，她跟随师傅李正文和班长高惠珠，在浸膏班学习煮提。由于干活老实本分，得到了车间及公司领导的信任，1979年12月，马寿仙和同事被派往北京酱菜厂学习，将该厂浓缩酱油的工艺，借鉴到中药浓缩工艺上来。

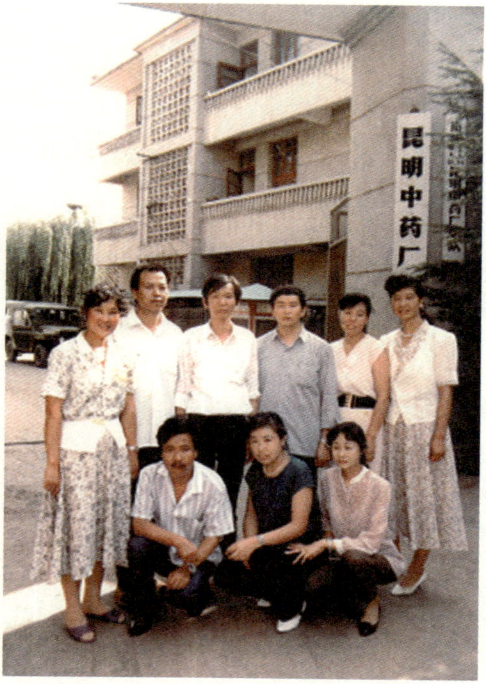

1992年马寿仙（前排右一）与武汉同行合影（马寿仙提供）

马寿仙在煮提车

间这些年，掌握了各种药材的煮提方式。煮提前，首先从配方组将一料药拉回，区分哪些需要煮，哪些需要浸泡，哪些要用生粉，哪些要提芳香油。例如，感冒疏风丸中的大枣要煮，陈皮得单独煮，因为要提芳香油。

“煮药的关键一是拉来的头料药，要先在冷水里浸泡，并不断搅拌。陈皮得先喷水，大栗子用酒精泡。关键二是熬药时，先开小汽慢慢煮，第一道药必须慢煮，不能长时间沸腾。关键三是第二道和第三道用大汽煮。”马寿仙这样总结自己的经验。

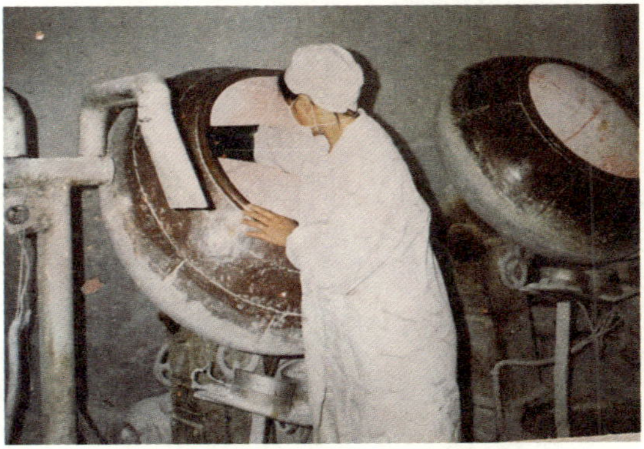

1986年药工在为药片上糖衣（昆中药综合档案室藏）

1984年由于工作需要，马寿仙被调到了糖衣班，上了7年糖衣。如果说煮提是一个复杂的活，那么上糖衣就是个细致活。一颗小小的糖衣片，在其成型前得经历多道工序，投料、上胶衣、上糖稀……“糖浆浓度高，片子容易变形，糖浆浓度低，片子薄，吃药粉少，就

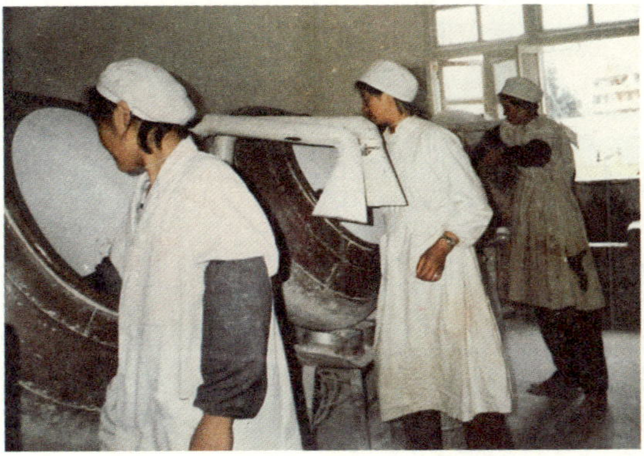

1986年厂里组织技术练兵，四车间的员工在上糖衣（昆中药综合档案室藏）

容易裂片。”提到上糖衣步骤时，退休10年之久的马寿仙，依然记得其注意事项。正是她的精益求精，才能成就一批批质量过硬的糖衣片。上糖衣，第一层隔离层的糖浆相当关键，得用瓢在上慢慢洒，如果浇糖浆不均匀，就会影响片重，片心就会凸出不平，片边不圆；上第二次衣，一般胶衣得上两次，粉衣（滑石粉和糖浆配比而成）得上10多次，最后才抛光。说到上糖衣的整个流程控制，马寿仙说了四个字“薄层多次”，必须一层一层慢慢均匀地浇，不能急于求成。如果把关不严，药品会出现翘壳。

由于马寿仙技术好、工作认真，她曾任糖衣班班长，1992年底被派往武汉参加了全国混浆包衣培训班学习，成为昆中药20世纪80年代包衣工作的骨干。

“我们那时生产的药品，如今还在生产，如黄色的牛黄解毒片、感冒消炎片，白色的苦胆草片，红色的癫痫宁片、妇科调经片。每次看到这些药片，我都会不由自主地从脑子里过一下它们的上糖衣流程，仿佛自己还在糖衣锅前一遍遍浇着糖衣。”马寿仙说。

（2014年9月26日马寿仙口述　陈宗凤记录）

21 技术质量管理的领跑者：冯建明

冯建明，1957年3月29日出生，山西长子县人。1980年1月，他从北京中医学院（现北京中医药大学）中药专业毕业后被分配到昆明中药厂时，正值技术科在组建，23岁的冯建明成为第一个组员。就在这样一块方寸之地，她深情耕耘26载，直至2006年底内退时，冯建明已是昆中药的质量负责人，成为公司技术变革和质量管理的领跑者之一。

20世纪80年代以前，昆明中药厂只有丸（大蜜丸和水丸）、散、膏、丹、片等老剂型产品，80年代初期，技术科面临的首要问题就是老品种的剂型改革。冯建明，在当时技术科科长孔繁祥的带领下，主要负责这项工作。最具代表性的产品技改有：参苓白术散改为冲剂，舒肝散改为冲剂等。1983年前后，最先进行水蜜丸产品的试制，很多产品由水丸转为水蜜丸。参苏丸、藿香正气丸等品种的水蜜丸大都是20世纪80年代逐步做起来的。

1991年后，技术科主要负责生产工艺过程管理，着力解决生产过程中出现的工艺问题，因此冯建明做得最多的就是昆中药产品的工艺攻关。由于水丸不易崩解，易吸潮，水蜜丸有包

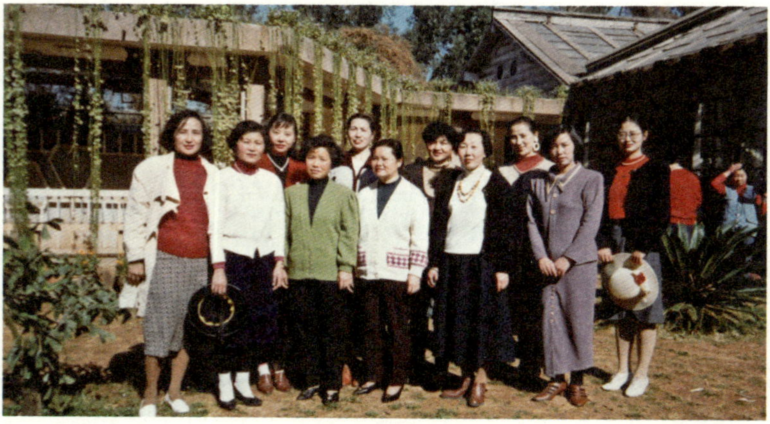

1995年冯建明（前排右二）和质量、检验、生产的同事合影（昆中药综合档案室藏）

衣，外观易于被患者接受，但崩解时限要符合国家标准，冯建明等人又进行了技术攻关。

以前，昆中药生产制造由老药工口口相传，药品标准也很简单。1981年以前，无全过程全产品的技术工艺规程。冯建明等技术人员，共同参与编制昆中药第一部工艺规程《昆明中药厂生产工艺规程》（1981年4月印行），第一次以文件形式将生产过程固定了下来。1982年后，随着云南中医学院第一批、第二批毕业生逐步充实到了技术人员队伍，技术力量增强。后来按照国家标准，进行了修订和增补，1990年4月汇编成《昆明中药厂生产工艺规程》（第2版），收载6个剂型60个品种，为昆中药迅速发展奠定了坚实的技术基础。

冯建明1988年任职技术科科长后，重点攻关：解决蜡壳冬天易碎，易开裂的问题；工艺改进，生产过程中提高过程管理；生产过程中物料损耗（原辅料包材基础数据）定标，摸索近半年，技术人员按照每个工序仔细统计，为确定损耗标准提供了第一手资料，实现了粗放管理到标准化管理的顺利过渡；纸箱等包装材料按照国家药品纸箱印刷内容等相关要求，也进行了规范化管理。

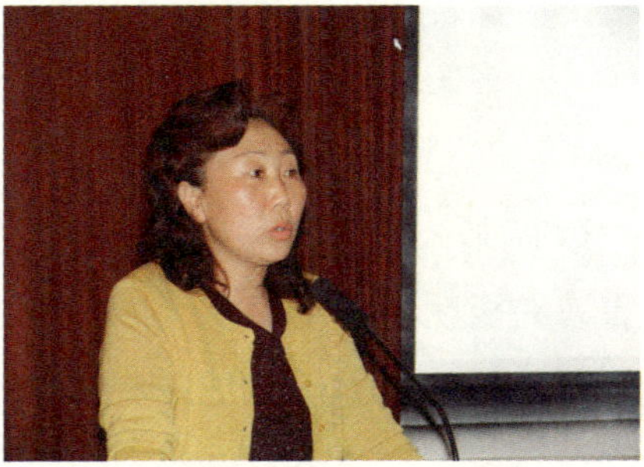
2004年7月冯建明在昆中药上半年工作总结会上作汇报（昆中药综合档案室藏）

1991年，冯建明被调到了质量监督科任科长，开始做全面质量管理，大家齐心协力将昆中药全面质量管理做得有声有色，在云南省医药界树立了较好口碑。2004年实施《药品生产质量管理规范》（GMP）认证，冯建明主抓化验室改造，增加设备高效液相色谱仪等，对检验记录、检验报告规范化，对质量管理标准化、规范化，冯建明和所有专业技术人员一样，为昆中药的质量管理，为昆中药的技术进步倾尽了全力。

2014年10月16日，接受采访时，冯总监很自豪："做了26年技术和质量管理，昆中药质量控制很严格。由于完全按照国家药品标准做药，所以昆中药的药最放心吃。我对年轻人培养也尽了自己最大努力，当年我带的技术人员现在在各自岗位上都已成长为管理骨干和技术骨干。"说到在昆明中药厂的岁月，冯建明微笑着说："在中药厂的每一天都是认认真真做事，地地道道做药，诚诚恳恳做人，我觉得很知足了。"

（2014年10月16日冯建明口述　陈宗凤记录）

22 昆中药药品标准建立的先行者：孙永定

有那么一个产品研发高级工程师：1969年在瑞丽当过知青，在昆明医学院护校读过书，后参加高考并考入了黑龙江商学院中药制药专业，是云南省药材公司质检股首任股长，也曾在五华区工业总公司兽药厂任技术科科长。如此的经历达人，只会属于那个特殊年代，他就是原昆明中药厂有限公司质量总监——孙永定。孙永定，1953年2月出生，云南昆明人。

1988年7月孙永定被调到了昆明中药厂供销科药材组，接替曹荣辉的工作，做药材采购。在计划经济时代，药材采购并不复杂。一般药材根据生产调度会的安排，到昆明市药材公司凉亭采购供应站直接采购；其他药材到云南省药材公司昆明药材站零星采购。1990年孙永定被调到昆明市药材公司中药研究所（后为昆中药研究所）开始专心产品研发工作。1991年成立昆明中药厂中药研究所，孙永定被任命为副所长（未设所长），后历任副总工程师、质量研发总监等职，直到2007年办理内退。

在昆中药的19年，孙永定怀着满腔的热情，始终致力于推陈出新、开拓进取，数年如一日地走在研发工作的前沿。他全身心地投入产品研发及国家药品标准起草；参与昆中药金花消痤丸、止咳胶囊、百宝丹搽剂、暖胃舒乐颗粒、益气健肾膏等产品开发工作，并获得生产批文。

1999年，孙永定承担地方药品标准升国家药品标准工作。按上级统一规划，将部分药品标准起草工作部署到云南省后，省药监局召集全省制药方面的专家学者开会，共同商议起草国标的具体分工。结合昆中药的实际情况，孙永定代表公司主动请缨，承担了30多个产品的标准起草任务。回厂后，孙永定率领研究所孙蓉、范保全、张兴元、夏克藩等七八名技术人员，从做基础实验开始着手，大家夜以继日地在实验室做实验，从采集实验数据到一再验证，到标准文件的起草，常常加班。20多项产品标准，历时3年多，终于起草完成。后来，全部通过了省里及北京专家的评审，云南省药检所中药室主任明全忠在会上专门提出表扬，说：“昆明中药厂做的标准比很多厂家都要好。”

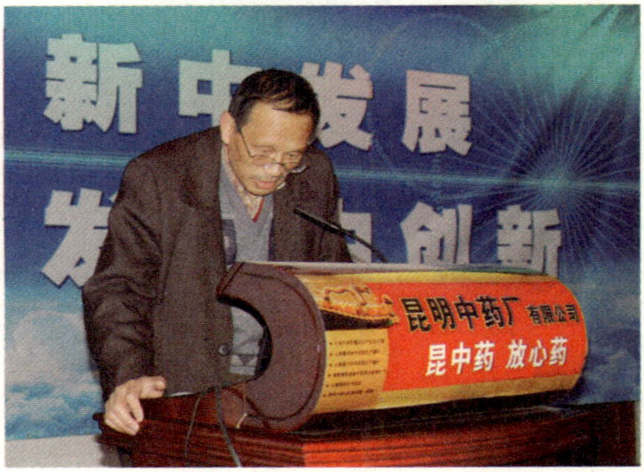

2006年1月孙永定在昆中药年会上作述职报告（昆中药综合档案室藏）

在地方药品标准升国家药品标准起草中，昆中药的产品占了10%，90%产品则是涉及全国多家生产厂家，其中包括北京同仁堂、天津中新药业、个旧生物制药厂、云南白药厂、英茂

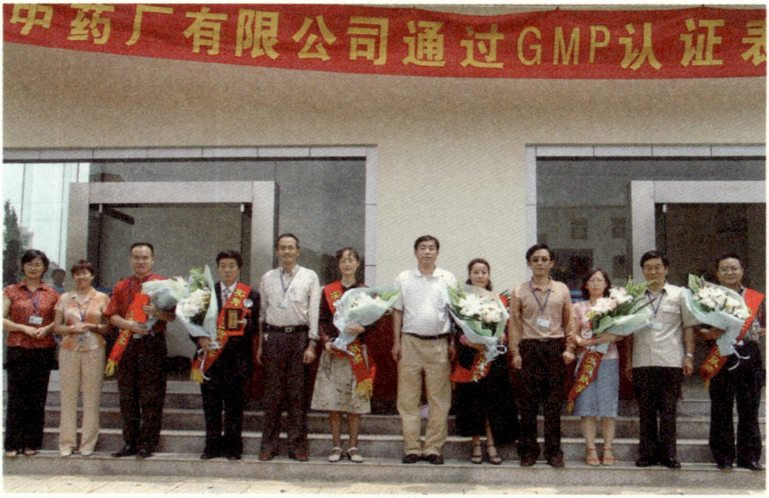

2004年7月孙永定（左五）代表昆中药在通过GMP认证表彰会上颁奖（昆中药综合档案室藏）

红河制药厂、丽江制药厂等，产品有通宣理肺片等。在制定标准的过程中，有个产品按照原工艺要求必须使用渗漉工艺，当时所有厂家《药品生产质量管理规范》（GMP）改造后都无此生产线了，为了符合GMP的有关要求，在北京，孙永定想方设法找了很多在全国很有名望的专家学者，将企业的实际生产情况及时进行了总结汇报，最后通过产品标准的工艺符合了各厂家生产线的实际情况，张家口中药厂及北京同仁堂的技术人员表示："感谢贵公司为该品种生产的所有厂家作出的贡献。"

昆中药的原板蓝根冲剂，1999年地方药品标准升国家药品标准初期，由于历史原因，竟然被国家药监局删减了，孙永定和时任厂长鲁少龙、省外销售经理黄舜华、云南省药监局的主办人员火速赶到北京，经与国家药监局注册司的工作人员进行全面沟通，并找到了相关专家，充分阐述公司理由，回昆后，重新制定标准，将原板蓝根冲剂更名为板蓝清热颗粒，并迅速组织申报资料，主管部门最终将昆中药的这个品种核批了下来。2011年11月，板蓝清热颗粒成为云南省名牌产品，也是昆中药的独家产品之一。

“孙师”就是这样一个人，大家都说，他的执着认真强烈影响着周围的人。“因为有平时的工作积累，实验数据很充分，昆中药专业技术人员参加省里的专业技术职务评聘时，论文质量都很高，如原研发中心药学研究部经理孙蓉，评审研发高级工程师时，论文得到所有专家的一致好评，全票通过。”孙永定说。

（2015年4月16日孙永定口述　陈宗凤记录）

23 管理和产品研发两不误：范保全

范保全，1950年12月出生，云南昆明人。

谈起1977年1月刚从四川医学院药学专业毕业分配到昆明中药厂的情景，接受我们采访时，已65岁的范保全仍然记得很清晰："刚到厂时被分配到了酊剂车间，生产虎骨木瓜酒和史国公酒，据说这两个品种是1956年公私合营时从昆明的福林堂大药房合并过来的，药酒是延续了传统的冷浸工艺生产，药材按标准配方配制，依法炮制后装入特制的陶瓷大缸中，加入白酒及其他辅料，密闭浸泡30天以上，经质量部检验合格后才能分装。这样生产出来的药酒，口味醇正，药效确切，质量上乘，深受广大患者好评。"

范保全在酊剂车间工作一年后，由于工作需要，先后在厂质量检验科、技术科、厂研究所工作，在此期间，承担了参苓白术散改为颗粒剂、金匮肾气丸改为片剂等品种的剂型改革；全过程参与了新品种感冒消炎片的研制及申报，这些品种技改和申报成功后，产品的销量迅速攀升，被列为厂里的重点品种，创造了良好的社会效益和经济效益。

1984年，范保全担任四车间主任后，在车间内部推行经济

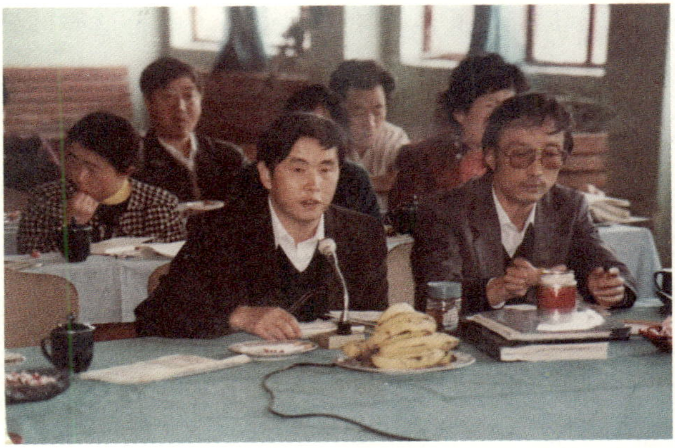

1991年10月25日范保全厂长（前排左一）在南坝厂区“八五”总改可行性研究报告审查会上作报告（昆中药综合档案室藏）

责任制和全面质量管理（TQC），和员工一起进行工艺技术革新。比如，车间原生产颗粒剂用真空干燥箱干燥，容易结块，表面有白斑，质量问题很难解决，且费工费时，产量很低，后购买了卧式沸腾干燥床，但由于技术问题，一直没有用起来。作为车间主任，范保全仔细琢磨着为什么这台机器用不了，经过不断地实验和总结，发现是干燥床进风与出风不平衡所导致，于是做了一些改进。当这台闲置已久的机器又运转起来后，原先一批颗粒干燥需要2—3天的时间缩短到半天就完成了。

1984—1996年期间，范保全历任昆明中药厂车间主任、副厂长、厂长等职务，虽然职位变了，但“踏实做人，认真做事”的秉性始终没有变，坚持“质量第一，诚信第一”的原则始终没有变。原来车间每月的生产任务经常难完成，推行经济责任制和全面质量管理后，将产品质量、产量与工资奖金挂钩考核，提高了员工的工作积极性和创造力，车间的产量和质量大幅提高，员工高兴了，领导也满意了。就是这样的勤心勤力，他将车间管理得有声有色。

范保全任厂长后，对如何发扬光大祖国传统医药，树立企业形象，提高企业知名度，进行了积极探索和实践。由于当时受传统思想制约，大家有“酒香不怕巷子深”的意识，上电视台打广告不是很流行，他却亲自与云南电视台、昆明电视台联系，挑选好的电视剧，搞特约播映，在黄金时段插播感冒消炎片、止咳丸广告，两个产品的知名度大增，产品销量迅速上升。感冒消炎片一度供不应求，在经济效益大增的同时，也使昆明中药厂的知名度迅速上升。

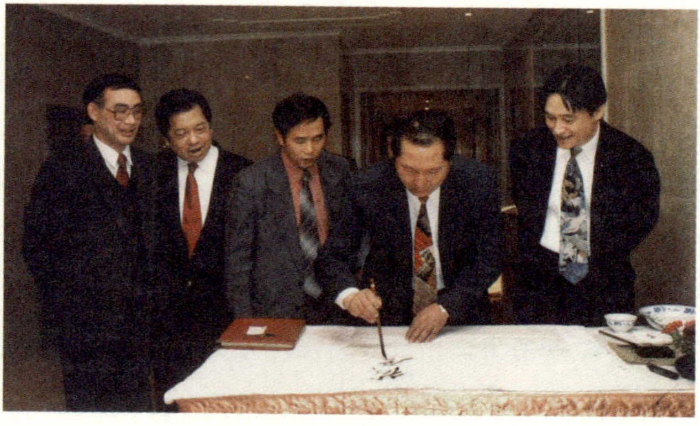

云南省原副省长牛绍尧（右二）到会祝贺并题词（左起云南省医药集团公司原总经理陈志祥、美方执行董事余乐民、昆明中药厂原厂长范保全、牛绍尧、美方董事林文杰）（范保全提供）

后经杭州中药二厂的冯根生董事长倡议，由当时国内8家知名中药厂家组建成立东方中药集团，成员有杭州中药二厂、昆明中药厂、厦门中药厂、杭州同仁堂、广西中药厂、武汉健民制药厂等，集团的宗旨是“促进交流，优势互补”。范保全参加每年一度的集团会议，特别是看到经过《药品生产质量管理规范》（GMP）改造后的杭州中药二厂，先进的管理模式及生产设备，深受触动。感觉彼此的差距太大了，如果还是墨守成规，等待观望，最终必然会被淘汰。为此，在云南的大多数制药企业对实施GMP改造基本上还在持观望态度的时候，昆明中药厂率先于1991年开始GMP改造设计，1993年GMP制剂大楼开始施工，为昆明中药厂的后续发展奠定了坚实的基础。

在抓企业经济效益和产品质量提升的同时，制药专业出身的范厂长并没有放弃新品种的开发和引进。他清楚地认识到，要使企业可持续发展，除了保持优良的产品质量和建立良好的企业信誉外，新品种的开发和引进是企业后续发展不可缺失的一环。因此，在1985—1992年期间，范保全配合研制了多个产品：配合云南中医学院杨国祥教授研制的愈疡片（后更名为暖胃舒乐片），该药对胃溃疡效果比较好，尤其对胃寒胃痛的患者作用较为明显；配合云南中医学院王大观教授研制成功癫痫宁片；由云南省中医药研究所（现云南省中医药研究院）原所长张震提供处方，昆明中药厂完成新药“扶正抗衰膏”（现更名为益气健肾膏）的研制；参与研制成都军区民族民间医药研究所的视衰康复灵片。这些品种，除视衰康复灵片外，其余都由昆明中药厂获得批准文号并投入生产，为企业发展增添了后劲。

如今，范保全虽已退休在家，但他依旧不变初衷，一如既往地关心着昆中药的发展！

（2015年4月8日范保全口述　陈宗凤记录）

24 昆中药援越的中国专家：杨润

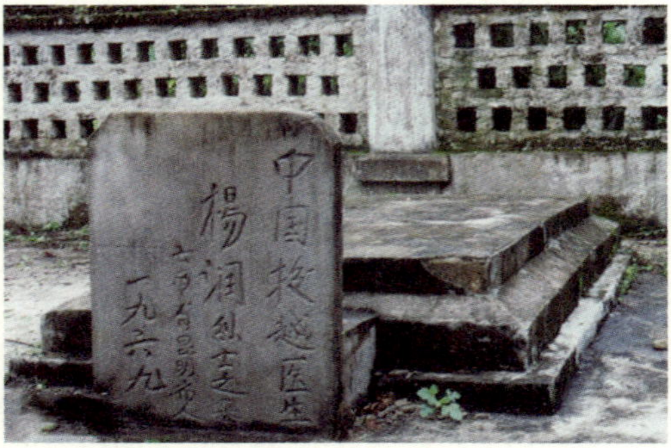

安息在越南烈士陵园的杨润烈士之墓（尹鸿伟摄）

中国著名的高级记者尹鸿伟，2000年8月到了越南莱州省，实地拍摄记录了位于封土县孟索乡王窝凹村的援越烈士公墓，并采访了当地村民。他发现了第16号墓的烈士——杨润，祖籍云南昆明，尹记者根据墓碑内容，先找到了昆明市民政局，在工作人员帮助下，找到了杨润生前所在单位昆明中药厂及其家人，并写了题为“越南土地上的中国烈士陵园”的报道，在新闻界及社会上引起了很大反响。那么，杨润到底是个什么样的人呢？

杨润，生于1917年，出生在美丽的滇池之滨——官渡区六甲乡小河哨村。高小毕业后，1931年1月至1935年12月，到武成路的福元堂药号当学徒工；1936年至1938年，先后在光华街的天福药号、顺城街的同信堂、武成路的惠安药号做丸药。后考入东寺街的昆明陆军医院护士班学习，1939年8月分配到滇缅铁路卫生处当护士，1940年6月，因日寇进攻滇西而回昆。1943年至1956年先后在济康堂、惠安堂、绥靖路300号杨大安堂祺昌药号做丸药。杨润的“打工生涯”就这样在昆明几家老药号之间流转。

据杨润长子杨光葆回忆，父亲杨润，在家里排行老大，当时家里有8个子女，因此，家里生活十分困难，杨润到老药号当学徒时，开始做些打扫卫生，做做家务的活计。后来，他偷偷学习做药技术，在药店抓药时，记性好的他偷偷记下一些处方，慢慢就开始给人看病。杨光葆说：“由于勤奋好学，我父亲逐渐受到药店老板的器重，除了做药卖药外，也学了一些号脉看病的知识。逢休息天回家，邻里乡亲就找到父亲求药看病，久而久之，就成了远近闻名的杨医生。”

1956年，杨润随着国家公私合营的潮流，一起随杨大安堂祺昌药号并入了位于光华街沙朗巷的公私合营昆明市中药材加工厂（昆明中药厂的前身）丸药组任主任，1958—1961年调任昆明市盘龙区人民医院党支部副书记及南屏街门诊部主任。1962年回厂任咀片组的组长，1963—1969年任药材加工厂党支部书记，直至牺牲。据档案记录：“杨润工作积极，有互助心。特别擅长中药材炮炒煅炙和中成药生产”，还曾出任昆明市药材公司业务股股长。分别被授予过“1955年昆明市护税模范二等奖”“1956年度先进工作者”“1956年昆明市工会工作积极分子”“1957年度药材加工厂一二三四季度先进工作者”“1958年度盘龙区人民医院先进工作者”等荣誉称号。

鉴于杨润丰富的业务经历，1967年为支援越南人民的抗美救国战争，云南省革委会外事组推荐他担任了中国援越医药组组长。杨润在越南和许多中国医疗专家一起，没日没夜地为越南人民看病、治疗；带领当地人种植栽培中药材；教授当地卫生部门人员药材保管方法，并介绍一些常用药材的药理知识；帮助当地制药厂工作人员改进生产工具，传授制药技术，尤其是他所擅长的丸药等，从配方、取材、加工直到成品包装，他都亲力亲为。据杨光葆回忆：“1968年7月，父亲还回过一次昆明，购买了一些如簸箕之类的做药工具。”但是，由于条件限制，制作的药品效果在当时只能用人体来做实验，而杨润每次都要抢先自己品尝药效，用自己的身体做实验。1969年11月17日，杨润因为冒险尝试一种新制造的药品，不幸中毒，在异国他乡光荣牺牲。杨润牺牲的不幸消息传到国务院后，周恩来总理在百忙之中亲自过问此事。11月23日，云南省革委会在弥勒寺省委大礼堂召开了杨润烈士追悼会，到会人员1000多人，昆明市药材公司革委会主任汪东文到会讲话。1970年4月4日《云南日报》第2版以“为世界革命勇于献身——记我省援越药材技术人员、共产党员杨润”为题对杨润作了专题报道，当时越南莱州省卫生厅厅长赞扬杨润是“国际主义战士，中国的‘白求恩’”。

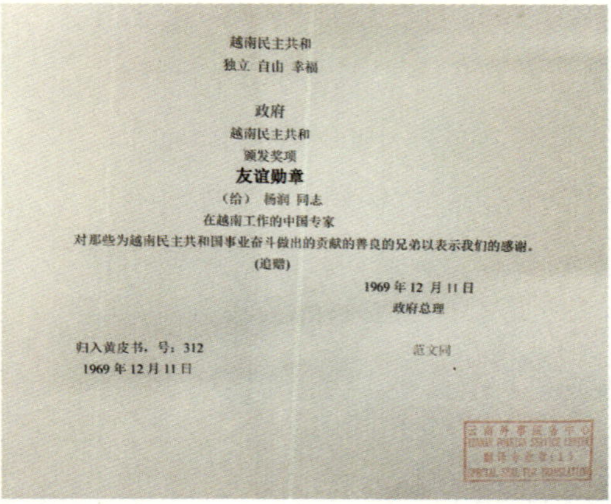
越南民主共和
独立 自由 幸福

政府
越南民主共和
颁发奖项
友谊勋章
（给） 杨润 同志
在越南工作的中国专家
对那些为越南民主共和国事业奋斗做出的贡献的善良的兄弟以表示我们的感谢。
(追赠)

1969年12月11日
政府总理

范文同

归入黄皮书，号：312
1969年12月11日

1969年12月越南政府总理范文同授予昆中药援越专家杨润的友谊勋章译文（昆中药综合档案室藏）

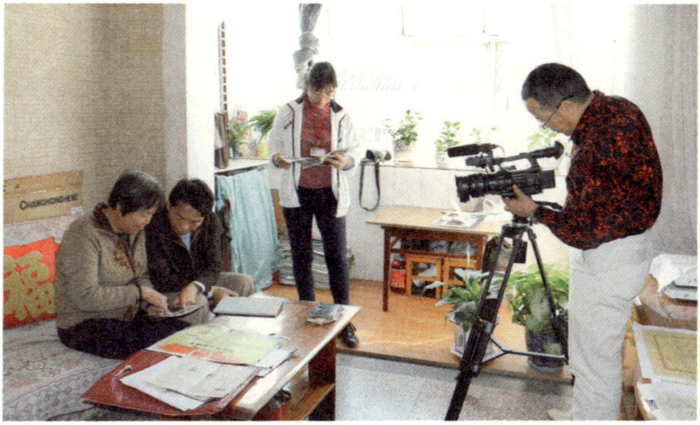

2015年3月3日杨润小女儿杨惠英（左一）讲述父亲杨润制药故事（王云鹏摄）

1970年1月，昆明中药厂将杨润小女儿杨惠英招进厂里配药组当了一名配药工。和父亲一样，她从中药材的挑选、拣洗开始做起，先后在百宝丹车间做药及供销科开发票、当库管员等，一直到2001年退休。杨惠英接过父亲未完成的心愿，继续为中药事业尽自己的一份力量。

昆中药一直秉承“大药厚德，痌瘝在抱”的企业使命，一脉相传，承中国中医药文化精髓，始终守“医者父母”之仁心，载德济世，执“精工遵法”之念，制药救人。这样的精神文化感染着他们的后人，2015年3月3日，杨润大儿子杨光葆和女儿杨惠英接受昆中药非遗办采访时，深情回忆父亲的做药历程，眼中是满满的骄傲和自豪。杨润作为一名老党员，一名昆中药的老药工，其鞠躬尽瘁、死而后已的利他精神正是践行昆中药企业使命的最好诠释。

（2015年3月3日至4日杨光葆、杨惠英口述　陈宗凤记录）

25 昆中药研发工作领头人：孔繁祥

孔繁祥，1938年7月出生，江苏南京人，1962年从南京药学院（现中国药科大学）药学专业毕业，分配到云南省药检所工作，后调昆明市药检所工作，负责中药厂人工牛黄提取制作方法等业务。1975年昆明中药厂党支部书记王治安派员到昆明市卫生局请求，调孔繁祥到昆明中药厂技术科工作。1977年孔繁祥任昆明中药厂技术组组长，承担舒肝冲剂等新产品研发和剂型改革。1981—1986年起先后担任过副厂长、厂长，1989年起担任昆中药总工程师，直到1999年退休。

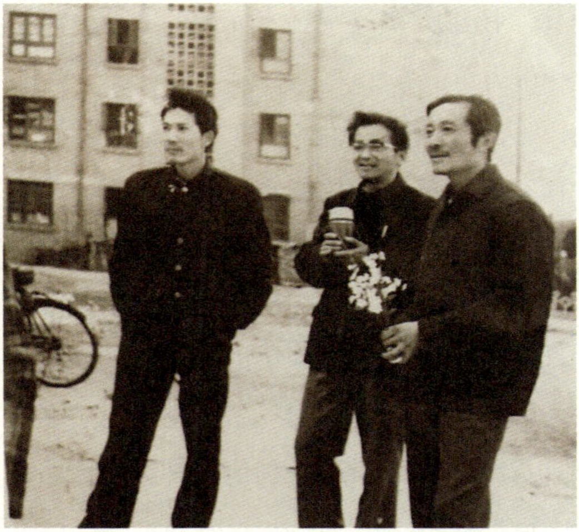

20世纪80年代孔繁祥（中）和其他厂领导贾繁东、张柱柱在南坝厂区（昆中药综合档案室藏）

20世纪80年代，厂里散剂品种比较多，客户反映口感差，特别难服用，孔繁祥召集厂里技术人员开会，探讨剂型改革的事，决定研发新产品，主要是将散剂改为冲剂，比如将舒肝散改为舒肝冲剂、参苓白术散改为参苓白术冲剂等。自此以后，孔繁祥就与昆中药的研发工作结下了不解之缘。

昆中药自行开发研制的抗肝炎新药“齐墩果酸片（又名抗肝灵片）”，对治疗急性黄疸型肝炎有一定疗效。1984年6月，云南省医药局主持召开该产品的鉴定会，昆明中药厂有李应楠、谷豫昆、赵礼、孔繁祥等技术代表参加。由于原先的工艺周期长，耗时耗能，厂里进行工艺技改，孔繁祥担任项目课题组组长。他摸索出了用直接水解、分步结晶法提取齐墩果酸与雪胆素，取得了满意效果。1985年2月，“齐墩果酸及其片剂生产工艺的研制项目”获得昆明市人民政府1984年度科技成果三等奖。

同时，孔繁祥组织厂里技术力量，主要由马伟光、黄力立、蔡湘媛、王汝生等人开始自主研发新产品感冒消炎片。从1983年起，昆中药技术人员就开始收集、研究云南民间常用防治感冒的方子，挑选了我省分布较广，民间广泛流传、使用多年、确有疗效的臭灵丹等几味天然药材，按照祖国医学的传统理论和组方原则，经过2年多的工艺试制、标准起草、抑菌实验、抗菌实验、临床试验等艰难历程。1985年6月27日，在昆明市人民政府召开感冒消炎片产品鉴定会。经云南省中医中药研究所、云南省药检所、昆明医学院等单位的22名专家评审通过后，取得了生产批文。感冒消炎片的研制项目获得昆明市人民政府1986年度科学技术进步奖四等奖。1988年12月，感冒消炎片经云南省优质产品评选委员会批准，荣获云南省优质产品称号。感冒消炎片对感冒引起的发热、咳嗽、咽喉肿痛、扁桃体炎、目赤肿痛等症状有明显疗效，在感冒初期时效果更佳。此后，感冒消炎片由昆中药独家生产，畅销全国各地及东南亚。

癫痫在我国一直都是难治之症。祖国医药在治疗这种疾病过程中积累了一定经验。为继承发扬祖国医药遗产，应用中医药理论作指导，昆明中药厂和多家医院合作成立癫痫宁片研制组，孔繁祥作为厂方技术人员，负责癫痫宁片的工艺研究，参与急毒、临床等研发过程。1985年3月，由云南省卫生厅、云南省医药总公司主持召开产品鉴定会，专家肯定了癫痫宁片的治疗效果，批准生产。后来，有人把癫痫宁片同鲁米那合用，有协同作用，对难治性癫痫有显著疗效。出产后，癫痫宁片已经销往我国大江南北，为广大癫痫病患者和其家属所熟知。

昆中药的愈疡片，是昆明中药厂与云南中医学院杨国祥教授共同合作研制的治疗胃溃疡的新药。1985年2月，孔繁祥作为厂方代表，与相关研究单位组成联合研制组，对该药品展开了药理、毒性、部分理化性质、质量标准、临床观察、制备工艺等科研攻关。1985年5月，该药通过了技术鉴定会，由云南省卫生厅批准正式生产。产品投放市场后，给广大胃溃疡患者带来了福音。1996年更名为暖胃舒乐片。

20世纪80年代中前期，由于当时昆中药研发产品众多，中试样品量小，放到车间生产会影响生产，孔繁祥就和当时厂领导协商，成立了中试车间，操作人员有10多个人，孔繁祥作为负责人，购进了一些中试设备，为新产品研发工作提供了强有力支持。孔繁祥不仅仅是战斗在研发一线的排头兵，也努力将这些研发成果分享给同行，他先后参与了《昆明民间常用草药》《云南省药品标准》编撰。发表多篇专业论文，如《从生产雪胆素的弃物中提取齐墩果酸》《青叶胆中獐牙菜苦苷的分离》等。

孔繁祥，厂里的人都习惯喊他“孔总”，他对产品研发孜孜不倦的专注，不仅得到了厂里的承认，而且获得了省市相关部门的认可。1979年12月30日，经昆明市革委会批准，昆明市科委颁发证书，聘请孔繁祥同志为昆明市财贸系统科学技术成果鉴定委员会委员。1990年，云南省卫生厅组织牵头，请孔繁祥作为研发技术专家，到楚雄制药厂、腾冲制药厂给技术人员和相关领导讲课，内容为中药厂剂型改革，听课的人有100多人。1996年5月，作为云南省专家代表，孔繁祥赴以色列参加第

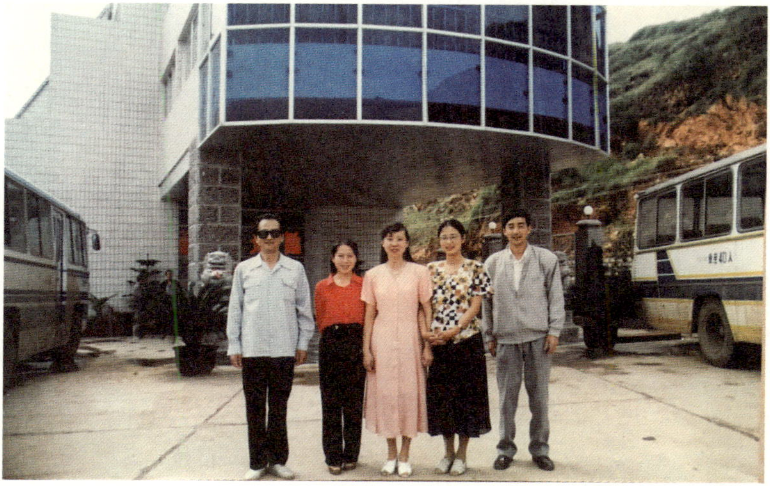

1996年孔繁祥（左一）与昆中药技术科同事在安宁温泉合影（昆中药综合档案室藏）

56届世界药学大会。1996年，获得云南省有突出贡献优秀专业人才的称号，2005年，参加了云南省科学技术馆举办的为期2个多月的云南省中青年科技专家业绩展。孔繁祥，他不仅仅是昆中药的领头人，而且是很多同行心目中的领头人。

（2014年7月18日孔繁祥口述　陈宗凤记录）

26 昆中药两大车间的老主任：李仁珍

中成药生产特点之一，绝大多数药材都需经过挑选、净洗、炮炒煅炙等前处理工序，然后才可用于制剂阶段。中药材来源复杂、种类繁多、质地形状各不相同，易受加工过程中各种因素的影响。各味药材在各配方中的炮制方法要求各异，必须严格按照工艺要求控制炮制程度，方能保证成品的内在质量，确保药品的疗效和安全性。因此，前处理车间一直是昆中药一个重要的生产环节，其车间主任的工作历来受到公司领导的极大重视。

蜜丸是由一种或多种药物粉末与经炼制过的蜂蜜混合而制成的球形内服固体制剂，蜜丸分大蜜丸和小蜜丸两种，蜜丸是昆中药长期以来就有的传统剂型之一，蜜丸车间曾是昆中药最大的制剂车间。而李仁珍，是担任过两个车间主任的人。

李仁珍，1951年10月出生，云南昆明人，1973年在晋宁当知青时，被推荐上四川医学院（现华西医科大学）中药制剂学专业，1976年毕业分配到昆明市中药制药厂药检组化验室工作，当时药检组组长为罗永新，药检组负责散剂、蜜丸、百宝丹等产品的质量检验。李仁珍和一起分来的同班同学范保全等

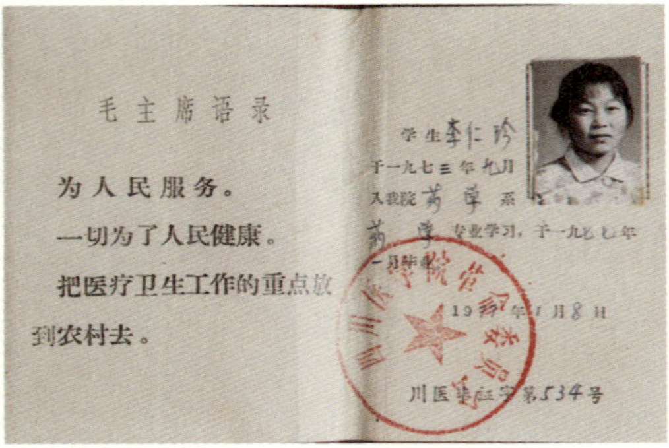

1977年李仁珍四川医学院的毕业证书（李仁珍提供）

人，由人事科科长李济民，行政科长彭云波负责接待，并对一批报到的大学生进行岗前培训。

李仁珍在1978年实习期满后，被分到蜜丸车间当了一名技术员。车间主任为何琼仙。蜜丸车间是个大车间，一个月蜜丸生产品种就达30—40个，所以车间技术员的成长空间很大。因为踏实肯干，年轻的李仁珍1980年被升任为蜜丸车间主任，这一干就是11年，直到1991年。20世纪80年代前，车间无规范的工艺岗位操作规程，操作靠老药工口口相传。李仁珍是被分配到昆中药的第二批大学生，她和其他大学生冯建明、范保全、张云双等一起，编写了《昆明中药厂生产工艺规程》（1981年版），这是昆中药的第一版生产工艺规程。大家分品种进行分工，孔繁祥为总负责人。李仁珍负责糖浆、蜜丸、冲剂工艺规程的编写。80年代后

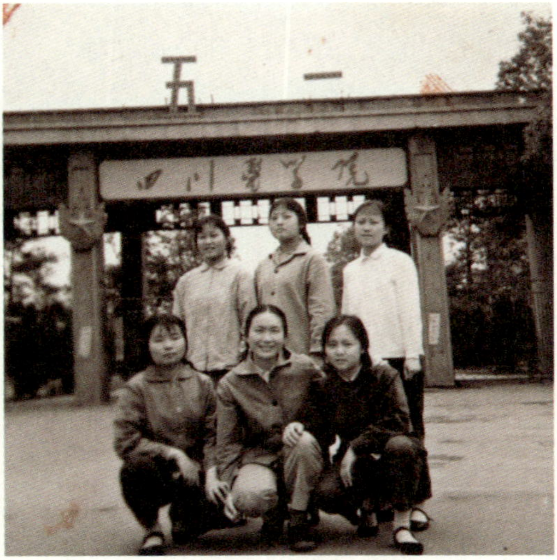

1977年李仁珍（后排左一）在四川医学院和同学合影（李仁珍提供）

期，又参与编制了第二版《昆明中药厂生产工艺规程》（1990年版）。编写工艺规程后，操作规范了，成本节约了，废品少了，产品质量和公司效益都有了较大的提高。

1991年昆中药研究所成立，李仁珍被调到研究所任副所长，在研究所做了4年多。昆中药原先水蜜丸品种较少，李仁珍与同事们一起研制了系列水蜜丸产品，这些产品后来都成了昆中药的主打产品。此外，李仁珍还承担了止咳丸的工艺改进，将原来的水丸更改成了浓缩丸，这个工艺一直沿用至今。李仁珍还负责了扶正抗衰膏（现称益气健肾膏）的研究。李仁珍在开发新剂型、研究新品种方面，作出了自己的贡献。

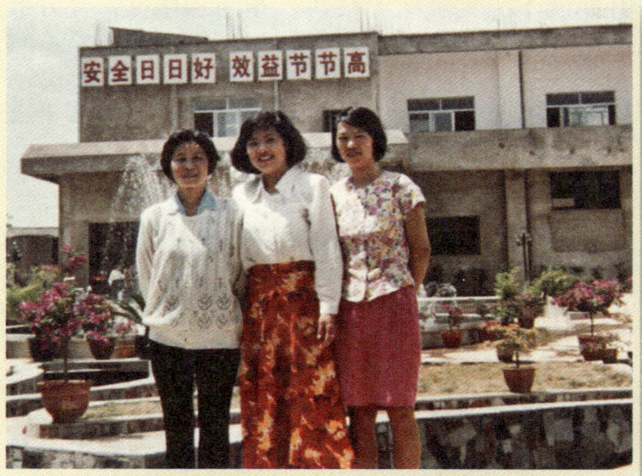

1996年四十周年厂庆李仁珍（左一）和研究所同事在南坝厂区合影（李仁珍提供）

就是这样一个搞技术出身的管理人员，1999年被调到前处理车间任车间主任，直至2004年3月份办理内退。接受采访时，李仁珍坦言："当时的工作真的很难，但我的性格决定了我只有直面困难。由于前处理车间的工作涉及面广、加工量大、劳动强度较大，车间员工文化水平参差不齐，对他们的管理难度很大，很多老员工对我有不服的情绪。”为了做好车间工作，李仁珍卷起袖子亲自参与各个工序生产，晚上常常加班，从不计较报酬，仔细琢磨前处理工序的每个工艺流程，及时解决生产中存在的各种问题。“当时车间还有10多个乳钵，碾些精粉，至少120目才过关，如磨紫河车粉、人参粉和麝香粉等，最难做的就数女金丹了，我都亲自琢磨体会。一些传统工艺，如碾槽，水飞朱砂等我也做过。”李仁珍说：“这些工序我至今仍记得很清楚。”看到车间主任如此的“拼命三郎”，车间员工从一开始的不服到敬佩，很快，车间工作就正常开展起来，为制剂车间输送了合格的中间产品。

李仁珍2006年办理退休了，但是，厂里的很多工人依旧记得她，他们都说她是“蜜丸车间和前处理车间的老主任”。

（2014年8月7日李仁珍口述　陈宗凤记录）

27 出身老药铺的包材采购员：雷少华

中成药生产中，包装是关键环节，因此，包材采购，一直是昆中药公司的一个重要工作，而雷少华，就是昆中药建厂早期负责包材采购的人。

雷少华，1930年5月出生，昆明市五华区人，1945年从昆明市市立中学毕业，到益寿药号当学徒工，老板梁文义是其师傅。雷少华既是前店抓药小伙计，也是后作坊里的小药工。1951年，他到了杨大安堂正义路药店上班，老板为杨集五，雷少华和其他二三十名药工一起做中药加工。1956年，雷少华和店里其他药工一起，并入了昆中药公司的前身——公私合营昆明市中药材加工厂。1961年，他被调到昆明市药材公司所属药店——福林堂分店。因福林堂分店主任很会经营，当时福林堂坐诊老中医只有1—2个人，加之大量处方来自其他诊所或医院，因此，10多个店员既做药，也卖药，吃住都在店里。雷少华就是从这些老药号日积月累地做药抓药中积累了丰富的中药知识。

1962年，雷少华被调到了昆明市药材公司工会工作，专门负责宣传，出黑板报、组织职工娱乐活动、慰问困难职工等，雷少华一做就是5年。黑板报是当时药材公司普及性宣传阵地。在实际操作中，办好黑板报大有学问，它是集写作、绘画、书法、设计、色彩等学问、技能于一体，是多种学问、技巧的综合运用。这期间的工作，为雷少华接手昆中药的产品包装材料采购打下了基础。

1970年，雷少华调回了昆中药供销科，负责从内包装、说明书到外包装所有设计的内外协调及采购工作。当时昆中药有100多个品种，包装设计样稿统一由青年路的昆明市工艺美术社的设计人员做好后，交由雷少华交厂领导对文字、构图等进行审核。通过后，再由雷少华将设计样稿，交给新华印刷厂、昆明市印刷厂、五华区印刷厂批量印制。省外印刷厂则一般印制内包装，如无锡外贸印刷厂、苏州印刷厂、上海印刷厂。内包装因为需要彩色的，且印刷价格要比省内便宜。但后来，陆陆续续都归并由省内印刷厂家印制了。

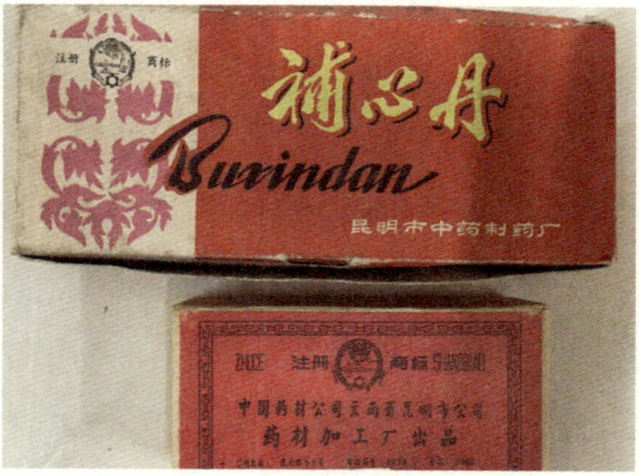

昆中药建厂初期的老药盒（昆中药综合档案室藏）

昆中药传承下来的传统剂型多为丸（大蜜丸和水丸）、散、膏、丹，包装则长期使用纸袋、纸盒、玻璃瓶、蜡壳、纸箱等。随着昆中药生产经营的快速发展，产品由传统剂型发展为片、颗粒、水蜜丸、浓缩丸、胶囊、搽剂等剂型。为了适应市场多元化的消费需求，与之相适应的包装也不断得到改进。

雷少华的包装采购虽不复杂，却很烦琐。在具体包装设计中，需要将商标标识、尺寸大小、颜色规范、大中小箱盒组合等具体细节，放到生产一线一一落实；还要兼顾生产现场的设备状况、功能操作、工人的操作习惯，实现生产效率的最大化。由于雷少华认真仔细，这些问题到他手里都不是问题。20世纪80年代前，省外患者要购买昆中药的药品很困难，一般通过写信邮购，或委托来昆亲戚、朋友代为采购。从20世纪80年代开始，昆中药逐渐摸索、开拓省外市场，到省外参加药交会，宣传和推介昆中药品牌。此时，厂领导都会想到雷少华。1984年7月，厂里参加在重庆巴县举办的全国药交会，由昆中药赵礼副厂长带队，雷少华与刘云森、周颖、姚国华，代表昆明市药材公司参加展览。雷少华带领大家设计企业宣传展板，将企业形象、企业产品展现到广大药厂、药材批发商、药品经销商的面前。4天的展览取得了很好的效果。

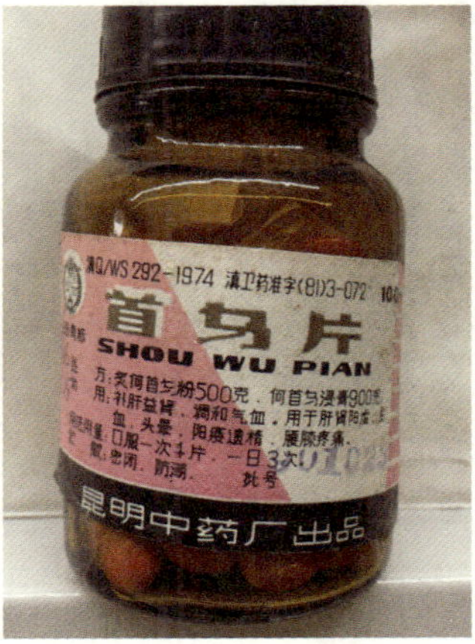

1990年昆中药装首乌片的老药瓶（现在瓶装的已少用）（昆中药综合档案室藏）

1991年，雷少华退休，虽然很少回厂里，但他仍旧心系厂里的发展。2015年6月4日，昆中药非遗办档案员到他家里采访时，85岁高龄的他刚从医院住院回来，身体十分虚弱。见到我们，他克服身体的不适，接受我们采访，当天照顾他的大孙子对我们说：“爷爷听说厂里要来看他，特别高兴，平时根本坐

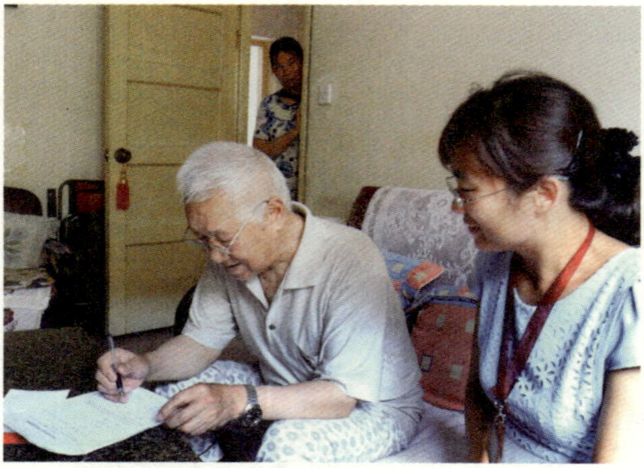

2015年6月4日雷少华（左）接受昆中药非遗办采访后在采访记录上签字确认（王云鹏摄）

不了一会儿的人，今天竟然坐了1个多小时，谢谢你们！”临走时，他扶着门框坚持站着目送我们出门。采访结束后一段时间，就传来雷老去世的消息。“诚信盈怀，心系回春甘雨；痌瘝在抱，情牵济世金丹。”雷老身上，体现了出身老药号的老一辈制药人坚韧不屈的精神！

（2015年6月4日雷少华口述　陈宗凤记录）

28 从老药号小学徒到新公司的采购员：宗祥禄

宗祥禄，1945年3月出生，云南昆明人。1959年4月经五华区医药管理处分配到位于武成路洪化桥的福元堂当学徒工。福元堂为解放前由姚仲逵所开的老字号，公私合营后，姚仲逵曾担任五华区人民医院院长。宗祥禄在店里主要是抓药，炮炒煅炙，每个周末学徒工还要上西山去采药，他们的师傅叫杨云鹏。后又到莲华中药店、华山路的惠安堂当过学徒。

1962年，宗祥禄被调到了公私合营昆明市中药材加工厂（现昆明中药厂有限公司的前身）咀片组开切片机，主要切甘草、白芍、雷丸、天麻、槟榔等药材。宗祥禄说："切药材不仅仅是力气活，而且也有讲究，如这些药材中最难切的就数槟榔，特别硬，所以要先用水泡发，泡几个小时后再捂，这样就好切多了。天麻先用姜水泡，回软后再切。当年咀片组组长是杨润，邱云为副组长，老师傅是杨莲芳、肖云林，他们都会亲自指导。"1966年，宗祥禄和同事李济民、邓宝定响应"中成药下乡"号召，一起被派往晋宁下乡，扶持当地农民种植三七，并指导晋宁县供销社收购当地中药材，如党参、秦归、附子等，这一做就是8年，为昆明市药材公司种植基地推广，“公司+农户种植”模式的探索作出了一定贡献。

回到昆明中药厂后，由于外贸出口的需要，宗祥禄协助当时副厂长李应楠着手研究天麻祛风补片。天麻祛风补片主要功效是温肾养肝，除湿止痛。在临床上，主要用于肝肾亏损所致的头昏、头晕、耳鸣、畏寒肢冷、四肢关节疼痛、腰酸膝软、手足麻木等。1999年昆中药天麻祛风补片以“茶花牌”商标，由中国土产畜产进出口公司云南省土产分公司出口。后来转为内销。

1973年，国务院下发相关文件要求“发扬祖国医药遗产，发展中医药事业”，为此省里专门安排资金180万元，厂里成立了新建办公室，办公室成员有杨寿山、孔繁祥、陈晋昆、刘礼志和宗祥禄。新建办公室负责新的片剂车间、煮提车间（现前处理车间）和糖浆生产大楼的建设工作，宗祥禄主要管理设备。后省里又拨款300万元，建设中试车间（现已拆除）。1976年末，片剂车间、煮提车间正式建成投产，水塔、烟囱、锅炉房等辅助设施也投入使用。项目竣工后，昆中药产能有了大幅提高。

1978年，宗祥禄被调到了昆中药供销科包装库，从师傅雷少华手里接过了包材

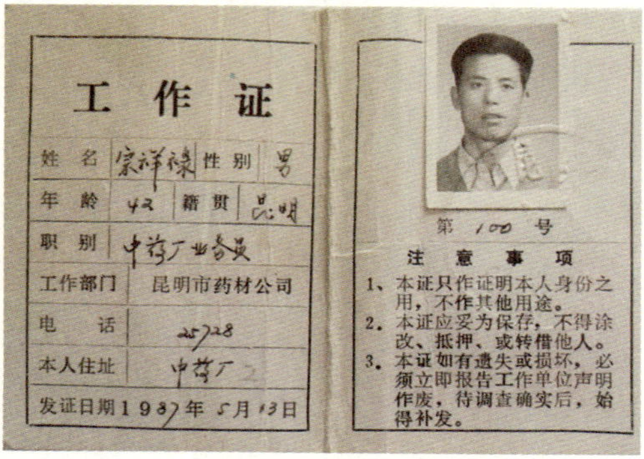

1987年宗祥禄的工作证（宗祥禄提供）

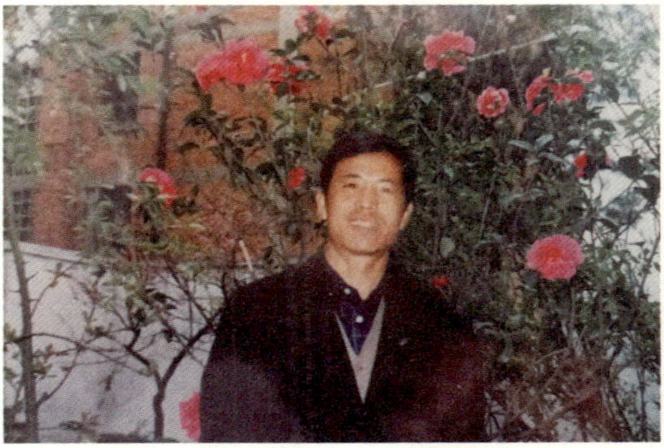

1989年宗祥禄在南坝厂区办公楼前留影（宗祥禄提供）

采购工作，直至2004年退休。之后移交给了刘芳。宗祥禄接手这项工作时面临的首要问题是制定包装材料的检验标准。从说明书、小盒、中盒、大盒、纸箱、瓶盖口径、印制必备内容、隔板放置、抗压力大小他都一一落实，终于将各个产品、各种规格的包装材料标准给定了下来。对产品包装的类型、规格、容量、包装标志与产品的盛放、衬垫、封装方法及包装件的试验方法、运输、贮存等加以统一规定，为昆中药推行产品包装标准化，提高产品包装质量起到了很大作用，提高了企业经济效益。宗祥禄说："这个岗位虽然很平凡，但我们从不敢马虎大意，因为它关系到药品的脸面，是保证药品质量的最后一道关口，一定要把控严格。"

宗祥禄就这样一路从老药号的小学徒做到了新公司的采购员，一代代师徒们"艺承东碧，传先贤本草；德绍神农，驰四级功名"，昆中药的老员工们的"功名"，就是踏踏实实做好分内之事，为所有从昆中药出去的药品质量保驾护航，让广大消费者吃上放心药！

（2015年5月20日宗祥禄口述　陈宗凤记录）

29 大案组出来的省级劳动模范：苏小祥

一看这题目，你可能会奇怪：昆明中药厂有大案组，难道他们也办案子？错！此案非彼案也。这里的“大案”是指做药的大案板，不是“重案”“要案”之意。昆中药早期的大案是特指用来和大蜜丸的案板，围绕此案板工作的操作工都属于大案班组。与之对应的小案，则是指制成的丸药内包装工序。

苏小祥，1949年4月出生，云南昆明人。1965年10月，16岁的苏小祥由昆明市药材公司统一分配到所属的昆明中药制药厂蜜丸车间的大案组。大案组的工作其实是手工和药操作，药粉和蜂蜜混合后的药坨需放置2—3天，放置后的药坨较硬，需要放在大案板上，用擀棍擀软。大案板长2米多，宽1.2—1.5米不等，案板边缘有一块挡板，挡板中间有10多个10多公分直径的洞，擀棍的一头穿进挡板边的洞内，通过活动擀棍的另一头，擀压在案板上的药坨，擀软了又根据情况再加蜂蜜，有贵重药粉的药品，此时需再加入贵重药粉和冷蜜混合再擀软，再交给下道工序，制成大蜜丸。就这样，苏小祥和大家一起，在大案组组长赵聪的带领下，完成了一批又一批生产任务。当时，大蜜丸做得最多的产品有再造丸、女金丹、感冒疏风丸、十全丸、参荣丸、乌梅丸等。大案组手工做丸药一直到1969年才结束。1969年开始用制丸机制丸，一台机器只需2—3个人就可完成以前10多个人的工作量，生产效率有了质的飞跃。

为改变当时剂型单一制约生产的状况，1966年厂里派苏小祥等人到昆明制药厂学习新剂型生产工艺。其中，苏小祥和杨培华学习糖衣工艺，张元昆学习片剂，姚国华和张凤英学习压片，学习期限为3个月。1968年苏小祥被调到水叠组，他又先向组长杨德生学叠药，杨德生到厂医务室当医生后，组长段凤英带领水叠班的苏小祥、张世昆、杨培华、陈天容等人，承担了全厂丸药的水叠任务。这时叠丸已经不用簸箕等原始工具，开始用糖衣锅叠，每人每天需完成60斤粉的量，要起2—3锅。

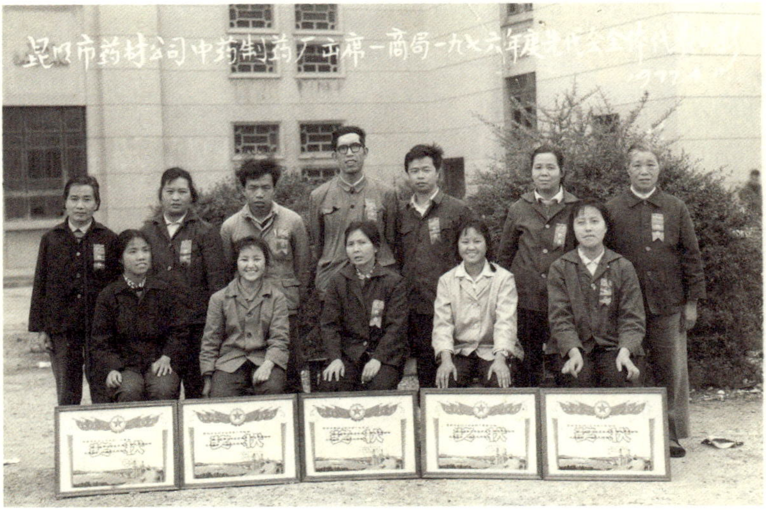

1977年苏小祥（后排右三）参加昆明市药材公司先代会留影（昆中药综合档案室藏）

1972年，苏小祥到糖衣班当了班长。苏小祥说："当时糖衣技术是从昆明制药厂学回来的。虽然上糖衣工序都差不多，但一定要注意其中三个关键工艺：首先，要观察温度，糖浆温度一般在45摄氏度；其次，上色时红色特别难上，因胭脂红含盐，容易导致片子花，所以得用蒸馏水稀释后，滤水1—2天，这样片子就不会花了；最后，上糖衣时手感有点潮湿时，就不能加滑石粉了，否则片子容易不平整。"1979年昆中药成立片剂车间，工作一向认真仔细的苏小祥被任命为片剂车间主任。为了尽快将这个新剂型品种正常生产起来，苏小祥仔细琢磨工艺中遇到的各种问题，压片机的科学操作、控制片剂的硬度、改善崩解度、片剂糖衣包衣等，大家逐渐积累经验，使片剂质量不断提高。昆中药片剂一般有素片、糖衣片、薄膜衣片等，后来片剂已成为公司成品制剂的一大剂型。

1982年范保全接任制剂车间主任后，苏小祥又被调到百宝丹车间任党支部书记。解放前百宝丹又名"父子百宝丹"和"万应百宝丹"（现在的云南白药），是一对姐妹花。本厂的百宝丹处方是云南白药的加减方。当时的百宝丹车间主要生产百宝丹和气痛散，车间产值很大，支撑了一个厂的生存，因此建厂初期，百宝丹曾被称作昆中药的"金饭勺"。

1985年后，苏小祥又先后担任过中试车间副主任和二车间（煮提车间）车间主任。无论是在哪个车间，他依旧是认认真真做药，将合格产品交到消费者手里。苏小祥不满足于闭门造车，20世纪60—90年代，他先后去武汉中联制药厂、北京同仁堂等多家单位学习过混浆包衣、煮提、滚筒式筛丸机等工艺。

对于同行上门求教，比如三农场药厂、交通局医院药厂来昆中药学习上糖衣、片剂制作等，他和同事们都毫不保留地予以传授。为此，苏小祥先后多次获得过厂里、市商业局、市财贸系统、昆明市药材公司的“先进生产（工作）者”光荣称号。

2002年4月，苏小祥被云南省人民政府授予“省劳动模范”的光荣称号，从大案组的普通工人一路走到云南省劳动模范，这期间付出了多少，只有他本人才能体会。2015年5月14日下午，当采访组一行走进苏小祥家里时，他拿出自己精心保存的云南省劳动模范荣誉证书给我们拍照，仿佛一辈子的制药历程，都凝聚在了这本小小的红证书里。此时，我们体会到了这本证书在一个老药师心里真正的分量！

（2015年5月14日苏小祥口述　陈宗凤记录）

30 与制药设备及环保打上交道的人：刘礼志

刘礼志，1946年2月出生，云南昆明人。1964年，刘礼志经过考工，进入了昆明市药材公司，药材公司通知他到沙朗巷的公私合营昆明市中药材加工厂找赵子信（昆中药首任厂长）报到，赵厂长要他到南坝新址报到。18岁的刘礼志当时就背着背包，怀里揣着转移出来的粮食关系单到了南坝，刚到厂区就惊奇地看见有10多个盲人在推着石磨碾药粉。刘礼志说："当时盲人老药工都是从解放前老药号合并过来的，他们做了多年的药，非常精通药道，一些盲人自己拆卸机器零件，拆洗检修后自己又摸索着安装上去。1966年，昆中药购置了第一台万能粉碎机，电碾和火烤箱就由盲人朱光义操作。"自此，刘礼志与设备管理工作打上了交道。

刚进厂的刘礼志被分到了粉碎组，师傅为小板桥的杨广森和杨映禄，有2台粉碎机。咀片则由杨润和王永康负责，南坝厂区总负责人为杨润。刘礼志和一起进厂的学徒工沈继华、谢学礼、阮聪、陈晓云、杨继红等人，每天晚上到昆明市药材公司上业务课，讲课的老药工有王元富、梁仲富、梁文义等人，学员有药材加工厂（现昆中药）的，有药店门市上的。讲授的内容主要是中药材药性、采摘季节等知识，一般学程为1—2年。“当时药厂之间交流学习活动很多。1966年腾冲制药厂来了100多人，到昆中药学习了3个月，所有车间都轮岗学习，我们都毫不保留地热情指导。我们那时候的工人就这样在岗位上口口相传，学习做药技术。”采访时刘礼志说。

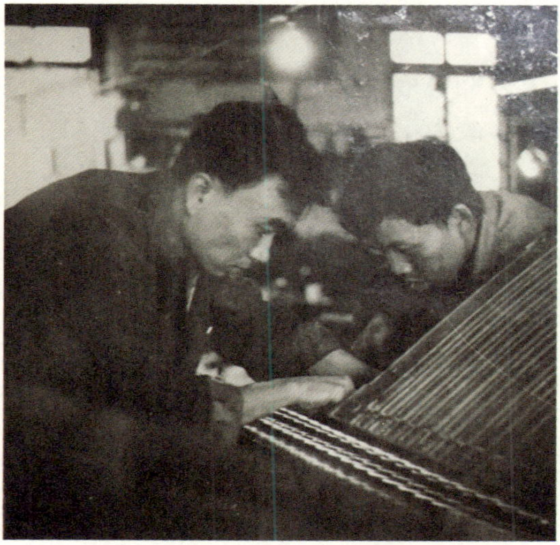

1972年刘礼志（右）和范维华赶制土设备（昆中药综合档案室藏）

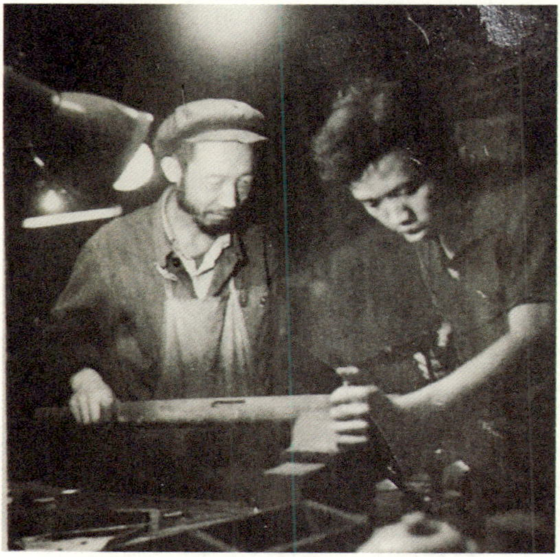

1972年刘礼志（右）和杨寿山（大安堂后代）在机修现场（昆中药综合档案室藏）

1972年，刘礼志和技术人员谭汝修、王起超3人一起，到上海学习人工牛黄制作，由于当时云南是上海市的对口支援省份，他们先找到了上海市革委会，申请到上海中药三厂学习，公司开证明将其三人介绍到上海市药材公司时，上面写成：“同意参观”，认真的刘礼志较起了真，坚持要求将证明改为：“同意学习”，因此他们在厂里等了一周后，准许他们到车间跟班学习。3个月学习期满后，他们基本掌握了人工牛黄提取制作技术。回来后，厂里购买了相应设备，开始试生产，试制了1年多，终于成功生产出了合格的人工牛黄。后来，昆中药将其技术、成品、半成品一起，移交给了昆明市第一肉食加工厂。刘礼志作为技术人员，过去培训厂家操作方法，培训达3个月，帮助他们成立了生药厂。

1973年，云南省经委、计委对昆中药先投资120多万元用于基本建设，刘礼志被调到了新成立的新建组，组长为古安生（昆明市药材公司革委会副主任），副组长为王治安、毛正刚、李正刚（昆明市药材公司财务科长），着手建设煮提车间、片剂车间和中试车间。车间建设如火如荼，制药设备购置也需多方考察。1975年，刘礼志和孔繁祥到天津开全国药机会议，将厂里的中药煮药图纸带到会议现场向与会专家咨询，会后又专程到内蒙古甘草流浸膏厂等多家厂家考察煮药设备。经仔细比值比价，最终新厂房的煮药锅选自上海新建机器厂，浓缩锅选自江门化工机械厂，真空浓缩罐则取经于一墙之隔的邻居昆明市味精厂。

1978年，昆中药成立设备组，刘礼志担任组长，一直到1985年。刘礼志时常说的一句话就是：“小设备，大学问。比起高楼大厦的生产厂房，制药设备是小的，但没有它们的正常运转，就会影响生产效率，企业的发展就无所谈起。”

1988年，因安全生产工作职能并入保卫科，科长为陈林清，刘礼志担任副科长，主管安全环保工作，1994年兼任厂里劳动鉴定委员会主任。1996年，厂里因环境保护需要，筹备建污水处理站。刘礼志作为项目负责人，从立项报批，到竣工验收，事事亲力亲为。1998年，终于顺利通过了昆明市环保局验收。刘礼志和同事们的工作得到了区级、市级、省级安全环保部门的高度认可，他曾先后被授予“五华区环境保护先进工作者”“昆明市环境保护先进个人”“云南省安全生产先进个人”等多项荣誉称号。

2003年8月，企业改制后，公司安全环保工作并入了生产技术部，刘礼志担任副经理，全程负责制剂大楼的消控中心建设和验收。大楼竣工验收时，经昆明市消防支队、西山区消防大队专业人员严格检查验证，消防系统顺利通过验收。2006年，刘礼志退休了，本是不用操心的时候了，但他说：“我现在住在厂里住宅区，看到如今的昆中药快速发展我很欣慰，也许是做了18年安全工作的职业习惯，我祝愿厂里平安生产，迅速发展成为业内标杆！”

（2015年5月8日刘礼志口述　陈宗凤记录）

31 从粉碎工到技术质量领头人：陈晋昆

陈晋昆，1950年9月出生，云南昆明人。1965年11月，15岁的陈晋昆由昆明市药材公司统招后分配到了昆明市中药制药厂（昆中药公司的前身），当时同一批分来的年轻人有张元昆、王起超、苏小祥、杨俊华、张玉明等40多人。一到厂里，陈晋昆就被分到了粉碎组，当时的粉碎组有10到20多人，组长为余朝平（后被调到药材公司）。20世纪60年代，昆中药的产品主要有：丸剂［大蜜丸和水丸，代表产品为十全大补丸、补中益气丸、感冒苏风丸（1997年更名为感冒疏风丸）、双解丸］、散、膏、酊剂、药酒（产品有史国公酒、虎骨木瓜酒）、胶剂（产品有阿胶）。

粉碎组每天做的工作就是将原药材打粉，按照配方组组合的配方，一般几味药材一起混合打粉，贵细药材和毒麻药材则单独打粉，比如人参、鹿茸、紫河车等都是单独打粉的。20世纪60年代，厂里还有旧时老字号并过来的盲人药工，他们几乎都在粉碎组，比如严明、朱光义、张崇仁、许学智、罗碧文、李金、陆兴等，陈晋昆在粉碎组一直到1970年，后被调到锅炉房和机修组。

1972年，中断了5年高考的全国各地大学面向工厂农村基层一线招收大学生，经本人自愿报名，群众推荐，厂领导批准，陈晋昆和谷豫昆考上了四川医学院药学系药学专业。1975年11月，学成归来的陈晋昆先后到过提取车间、片剂车间和机修班。20世纪70年代的昆中药，面临的首要问题是生产效率低下的问题，陈晋昆作为刚毕业的大学生，理所当然成为主力军。他和龙江、机修组组长杨贵华等人，在昆明市药材公司书记李鸿昌（兼任昆中药党支部书记）的带领下，成立技术革新小组，对昆中药提取浓缩锅、浓缩罐、装药机、数片机、分装设备等进行了大刀阔斧的改进、革新，基本实现了生产操作由人工操作向半机械化、机械化的逐步过渡。

1976年，陈晋昆应厂领导（当时厂级领导有赵子信、陈贵芳、李应南、谷豫昆）要求，任片剂车间主任。当时的片剂车间相当于现在的制粒压片班。主要生产品种有首乌片、羚翘解毒片、桑菊感冒片等。做了一年多以后，担任质检科科长，1986年调任技术股股长。在这期间，正是昆中药建立质量标准、技术标准的时期，陈晋昆带领厂里质量人员、技术人员着手做了大量工作。

第一，制定昆中药第一本质量标准。陈晋昆和当时技术人员杨继宗将《昆明市中药制药厂药品标准》定稿刻蜡板，印制后向生产车间及技术部门发放，将昆中药几百年的做药经验，通过技术人员的精心总结，变成了文字，药品质量得到了全方位的保证。第二，制定了昆中药技术标准，也就是工艺规程。详细规定每一个药品的生产制作流程，有了生产依据，从领导到普通工人，都必须按照国家要求进行生产。第三，申请国家批准文号。

1988年，多面手的陈晋昆又被调任供应科科长。云南省医药管理局成立了医药工程系列的中级、高级专业技术评审委员会，陈晋昆被聘为中评委委员。1990年9月，陈晋昆被聘为厂里的总工程师。1992年，昆中药开始启动“八五”技改工程，陈晋昆作为技术负责人，全面参与技改工作。1995年11月，陈晋昆被评为医药工程高级工程师，是那个年代中药企业较少的高级工程师之一。1994年起，陈晋昆任昆中药副厂长、副总经理，主管昆中药技术研发工作。当时刚好制剂大楼破土动工，他担负起了《药品生产质量管理规范》（GMP）软件设计、职工培训及生产线的工艺设计工作。要求所有的厂房设计都遵循工艺优先的原则，技术出身的陈晋昆为昆中药GMP认证工作作出了应有的贡献。

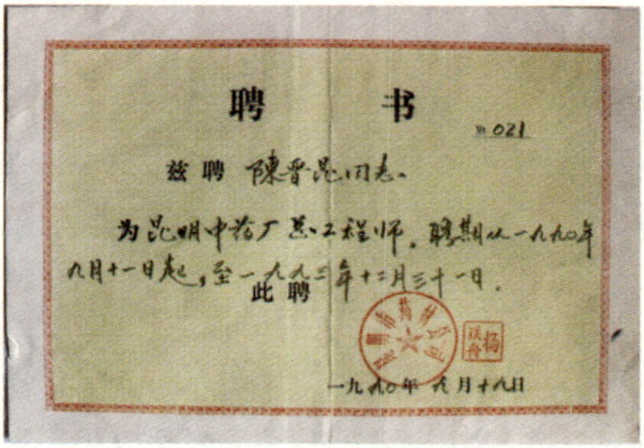
聘书
№021
兹聘 陳晋昆同志
为昆明中药厂总工程师。聘期从一九九〇年九月十一日起，至一九九三年十二月三十一日。
此聘
一九九〇年九月十八日

1990年9月陈晋昆被昆明市药材公司聘为厂总工程师（陈晋昆提供）

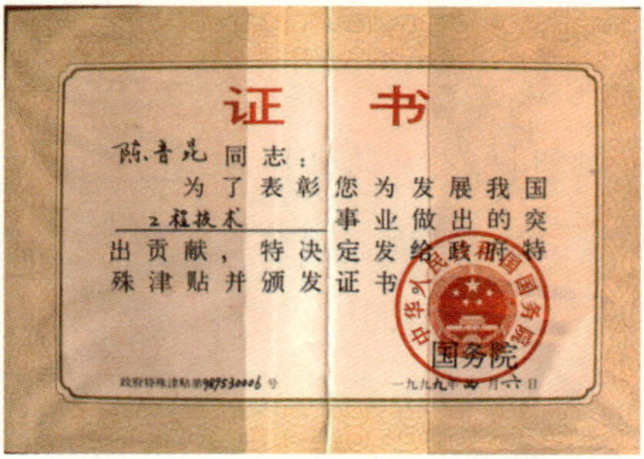
证书
陈晋昆同志：
为了表彰您为发展我国工程技术事业做出的突出贡献，特决定发给政府特殊津贴并颁发证书
政府特殊津贴第987530006号
国务院
一九九九年[illegible]月六日

1999年4月陈晋昆获得国务院政府特殊津贴证书（陈晋昆提供）

从1956年至1975年近20个年头，厂里的技术工作主要依靠那些常年在制

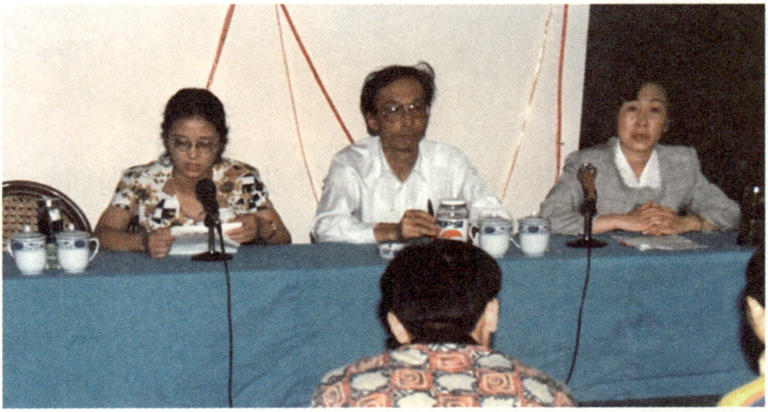

1996年8月陈晋昆（中）在昆中药技术质量会上（陈晋昆提供）

作一线的老药工长期的积累和习惯，生产靠老药工们的经验来指导。20世纪70年代，昆中药有了第一个大学生：从云南大学化学专业毕业的谭汝修（从空军某部调入，现已去世）。1975年7月，南京药学院（现中国药科大学）药学专业毕业的孔繁祥，从昆明市药检所调入昆中药。1975年11月，从陈晋昆和谷豫昆作为第一批应届毕业大学生开始，全国各地大专院校的药学专业、制药专业等大学毕业生，一批批相继投身于昆中药技术研发质量一线，推动了昆中药技术研发和质量工作的不断进步，昆中药生产逐步摆脱了过去“作坊”式的生产方式，广泛采用现代科学技术，应用新工艺、新辅料、新设备，研究开发中药新剂型，从根本上改变了昆中药生产的落后面貌，从整体上确保了产品的质量疗效与稳定性，为实现如今的中药现代化奠定了坚实的基础。

（2015年4月2日陈晋昆口述　陈宗凤记录）

32 昆中药技术改造的排头兵：师尚钟

师尚钟，1953年5月出生，云南昆明人。1969年10月，昆明市药材公司统一招工50多人，师尚钟和其他的30人被分到了公司所属的中药制药厂（昆中药的前身），一起分配来的学徒工有刘科、赵帮彦、谢薇、沈国华等。年轻的师尚钟先后到过机修组、食堂、锅炉房、浸膏组工作。1970年，昆中药开始建锅炉房，师尚钟和陈晋昆、张鸿生等人一起组建了锅炉房，锅炉房建成后提供蒸汽给烤房，主要烤浸膏和水丸。锅炉房的建成，对工厂机械化、中药现代化起到了至关重要的支撑作用。

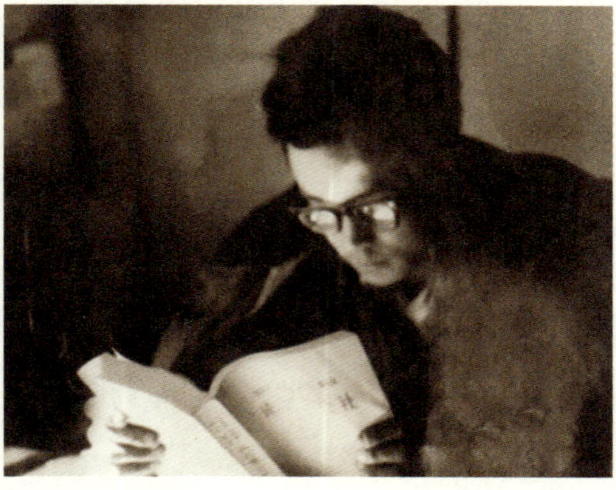
1974年师尚钟在锅炉房学习（昆中药综合档案室藏）

当年昆中药生产车间不多，1973年，昆中药作为全国56家重点中药厂之一，建设了四车间（生产片剂和浸膏），厂里从上海天祥健台制药机械有限公司购进了ZP33冲压片机。工作积极肯干的师尚钟被任命为四车间主任。

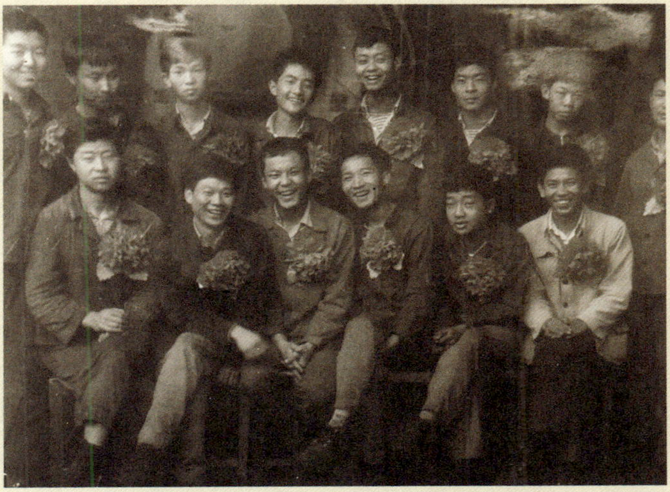

1971年师尚钟（后排右三）和锅炉房同事合影（昆中药综合档案室藏）

2015年3月26日，面对综合管理部采访小组的采访，师尚钟说："我是1972年加入中国共产党的，是学工中第一个入党的人，是中药厂党支部委员，药材公司工委委员。"

1976年，师尚钟被调到设备组，组长为刘礼志，负责全厂供水、供电、锅炉房及设备购置、安装、维修。建厂初期的昆中药，百宝丹曾是当时的主打产品，因而百宝丹车间也是当时的大车间，1979年师尚钟继郭子斌之后任百宝丹车间党支部书记，彭晓兰任车间主任。百宝丹车间生产的百宝丹和昆明白药，主治内出血，有活血化瘀的功效，在东北地区销售特别好。后来因为国家政策调整，昆明白药停止了生产。

昆中药1956年建厂时，原名为"公私合营昆明市中药材加工厂"，南坝现址当时是昆明市药材公司的药材仓库。加工厂是1959年后逐渐搬迁过来的，随着昆中药的逐渐发展，厂区面积狭小，已经不能满足生产经营的需要。因此，从20世纪80年代开始，厂区扩建已经迫在眉睫。1989年，师尚钟被调到企管办，专门负责对南坝村的征地工作。师尚钟到这个岗位后，骑着一辆单车，天天往南坝二社跑，终于将现在职工宿舍6栋、停车场及大门口小三角三块地，分三次给批了下来。经过两年施工，职工宿舍5栋、6栋建成了，保障了员工基本住房的需求。

1990年，昆中药开始启动《药品生产质量管理规范》（GMP）建设工程。1992年，正式破土动工，厂里任命师尚钟为副厂长，主抓GMP制剂提取大楼的施工。由于资金问题，本来规划为8层的制剂大楼，1995年建到2层就停工了。2000年，大楼建设又被提到议事日程，经对一二层进行钢结构加固，最后建成9

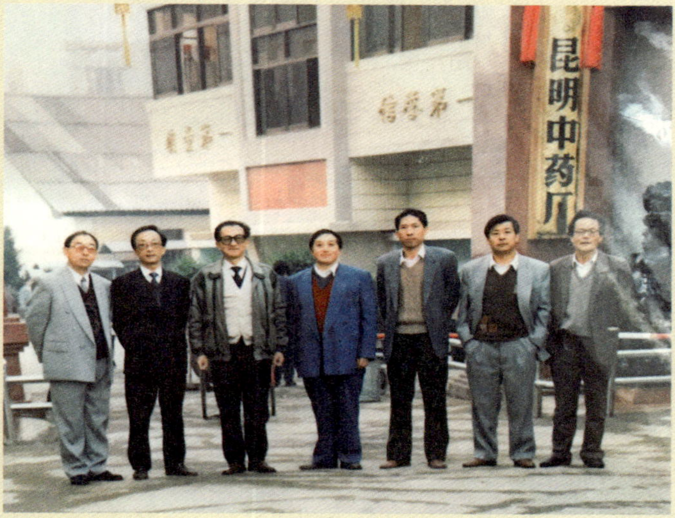

1995年12月8日挂新厂牌时师尚钟（右一）与厂领导合影（昆中药综合档案室藏）

层（不含夹层）。昆中药“旧貌”换“新颜”，在南二环高架上就看到了昆中药108米长，52米高的制剂大楼，2000年它是中国第一高制剂大楼。师尚钟为昆中药GMP厂房建设工作作出了应有的贡献。

师尚钟在昆中药的34年，多数时间都是管设备、管厂房，是昆中药制药工具设备发展史的亲历者和见证者。他说：“我刚来时，当时粉碎药材还用‘碾盘’，它是个直径4米左右的铁盘，中间连根轴套在马身上，马被蒙上眼睛不停地转，中间装满待粉碎的药材。指派专人养马、喂马，后来被万能粉碎机取代了。被工人们俗称的金箍棒，是建厂初期擀大蜜丸药粉的一根圆木棍，后来被制丸机取代了。如今你们年轻人见到的现代化设备，是老一辈人在很多技术革新之后，才换来的成果。”

就拿一道前处理提取工序来说，为了适应不断升级的中药制药产业发展需要，避免高温、高压、强酸、强碱等制药手段对中药有效成分的破坏，保证公司产品药效，多少个日日夜夜，师尚钟奋战在生产一线，探索提取浓缩设备的技术革新，设计科学合理的工艺流程。中药的生产环节很复杂，仅中药材的处理这一部分就有不同的要求和工艺，如果生产工艺和设备性能不能很好地结合，生产过程中就会出现产品质量不稳定、原材料消耗大、生产成本高等问题。浓缩提取设备不仅对生产效率产生巨大的影响，对药品的最终质量也影响深远。因此，很多如师尚钟一样的昆中药技术革新人员，为提升中药现代化生产水平，作出了艰辛的努力，为今天昆中药的发展奠定了良好的基础。

（2015年3月26日师尚钟口述　陈宗凤记录）

33 昆中药承前启后的包装设计师：刘云森

解放前后，在云南省内的中成药产品市场上，绝大多数中成药都是由昆中药合并前的老药号生产的。其中，有许多产品因包装设计独特、简约，而形成省内外当时中成药柜台上别具一格的风景线，使得昆中药的一些老字号，如体德堂、杨大安堂等在民国时期就声名大噪。作为云药的典型代表，1956年公私合营的昆中药生产的舒肝散、糊药、止咳丸、清肺化痰丸、感冒苏风丸、桑菊银散等云昆牌中成药，由于其包装简约、价廉物美，可谓是家喻户晓。建厂初期，药品大多装入到用薄纸糊成的小纸袋及玻璃小瓶中，纸袋正面或瓶身贴上印刷有公司名称、产品名称、标识以及手绘的图案等。

20世纪80年代以前，昆中药产品包装是请昆明市工艺美术社统一设计，由供销科雷少华负责包装印刷及采购。1956年到1978年改革开放前，昆中药常年生产的40多种产品，由昆明市药材公司统一包销。1978年起昆中药开始自己开拓市场。经过四五年的努力，销售市场逐渐被打开，从市场外反馈回来的信息说是包装跟不上市场的变化。因此，当时的厂领导提出组建自己的设计队伍来跟进包装。1988年招录了刘军、纳伟组成了包装设计组，归属技术科。从此，昆中药的产品包装就由自己设计。

1995年4月，鲁少龙任厂长后，对产品结构做了全面的调整。经过对市场上中成药包装的调研、总结，认为公司产品需从包装外观及质量改进入手。当时，在工会负责产品广告平面设计的助理工艺美术师刘云森，成了领导们的不二人选。刘云森，1957年12月出生，云南昆明人。1977年4月，到晋宁上蒜公社当知青，1979年9月，与其他40多名学工，由昆明市药材公司统招后分配到厂里。一起被分配来的有李莉、彭丽媛、张恒珠、曹淑华、胡云生等。刚进厂就被分到四车间（片剂）。2年后，他被调到厂工会，做宣传及工会工作。1998年任宣教科科长，2002年1月任办公室主任，2003年任行政管理部副经理。

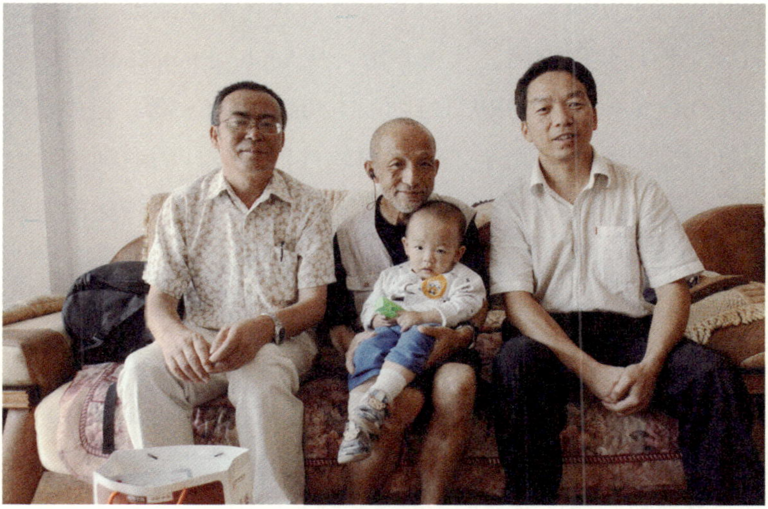

2013年8月9日矣氏双美号后代朱禄华（中）接受刘云森（左）、杨祝庆（右）采访（王云鹏摄）

刘云森接手包装设计后，首先对市场、患者心理、当代包装、中成药产品特性、车间设备、市场反馈意见等做了大量的调研，领导非常重视包装设计工作，亲自主持工作，全面对中药厂产品分类分剂型，决定走系列化包装设计。在设计每一个包装时，鲁少龙厂长都要对包装的尺寸、色调、构图反复调整。内包材，如复膜袋，要同生产设备配套。因此，对设备情况的了解也是设计人员必须掌握的技能。1994—1997年，刘云森完成了清肺化痰丸、感冒消炎片、止咳丸、香砂平胃冲剂、舒肝冲剂、感冒苏风丸、金花消痤丸、止泻利颗粒、参苓白术冲剂、止咳丸（胶囊）、枇杷止咳冲剂等众多产品包装的手工设计工作。

1998年，大量的包装改进和包装设计摆在面前，用手工设计很难在短时间完成。41岁的刘云森在家里学起了电脑，打字、设计软件应用，从头开始，从Adobe Photoshop 7.02、CorelDRAW 9、CorelDRW 12到Adobe Illustrator CS3等，昆中药产品包装设计实现了由手工绘制向软件辅助设计的顺利过渡。1998—2002年刘云森对多个产品水丸包装做了系列化的包装设计。

2001年1月1日起，国家药品监督管理局第23号令《药品包装、标签和说明书管理规定（暂行）》实施，刘云森在当时技术科、质检科及供应科的积极配合下，经过3个多月的苦战，按照要求完成了10个剂型114个产品多个规格的包装设计。刘云森的设计风格主题新颖、地方特色浓郁；采用文字与配方主药图案相结合的方式，如清肺化痰丸包装上配有主要药材川贝母果实及黄芩花叶简图；在设计思路和包装格局上推陈出新，塑造出优秀的品牌形象；彰显了昆中药产品的深厚中药文化底蕴、民族特色，受到广大消费者的喜爱。公司对这些包装外观申请了专利保护。

2007年8月，刘云森经民主程序选举，担任公司工会主席。2010年4月，刘云森任综合管理部经理。因工作需要，他将做了16年的产品包装设计工作移交给了市场部设计人员。2013年3月，昆中药启用“如意花”新标识的药品包装设计，清肺化痰丸、板蓝清热颗粒等第一批药品新包装已经陆续替换了以前的老包装。

2013年11月，他领导下的综合管理部将“昆中药传统中药制剂（文化）”成功申报为云南省省级非物质文化遗产代表性

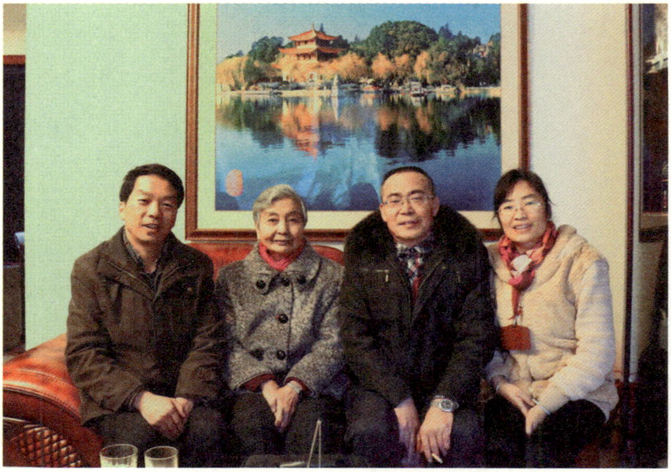

2015年1月19日昆中药非遗办成员采访体德堂后人郑家声的夫人李玉芬（左起：杨祝庆、李玉芬、刘云森、陈宗凤。王云鹏摄，昆中药综合档案室藏）

项目，2014年11月，又将“中医传统制剂方法（昆中药传统中药制剂）”成功申报为国家级非物质文化遗产代表性项目。2013年，为考证昆中药600多年的历史，刘云森和杨祝庆二位经理经过多方打听，终于联系上了昆中药历史最早的起源店“朱氏双美号”的后代朱禄华，记录了朱禄华随父母制药的口述回忆，展示了他的家谱，证实了公私合营时期双美药号加入了昆中药，并给我们拍摄了其母亲做小儿化风丹的老照片。用档案说话，有人证为凭，有物证为据，历史脉络更加令人信服。

“毋减毋粗甘守拙，勤心勤力不欺天。求精云路三千里，守信口碑六百年。”一路走来，企业是这样做的，众多如刘云森一样的员工也是这样做的。

（2015年10月13日刘云森口述　陈宗凤记录）

34 昆中药设备行家：曹晓明

“工欲善其事，必先利其器。”中药制药设备事关中药生产的安全、质量、技术、进度和效益，设备管理水平是企业市场竞争能力的具体体现。昆中药建厂后，在沙朗巷时期（1957年）购买了第一台机器：咀片机（也就是切药机），搬迁到南坝后，先后购买了几台万能粉碎机。从此，昆中药走上了机械化生产的历程。因此，设备管理人才的培养成了顺理成章的事情，曹晓明就是在这样的需求中成长起来的设备行家。

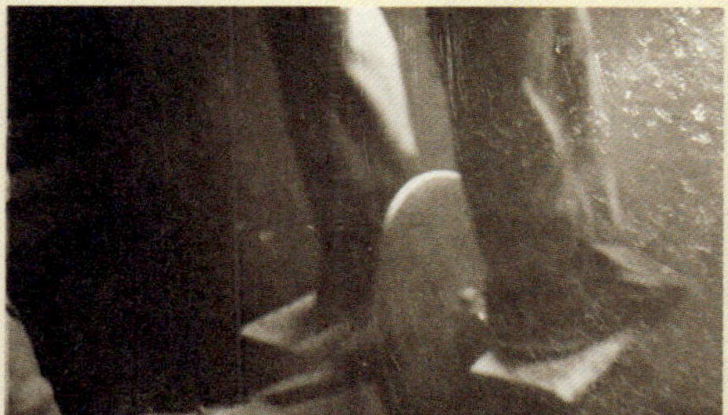

1958年昆中药在沙朗巷使用的碾槽（昆中药综合档案室藏）

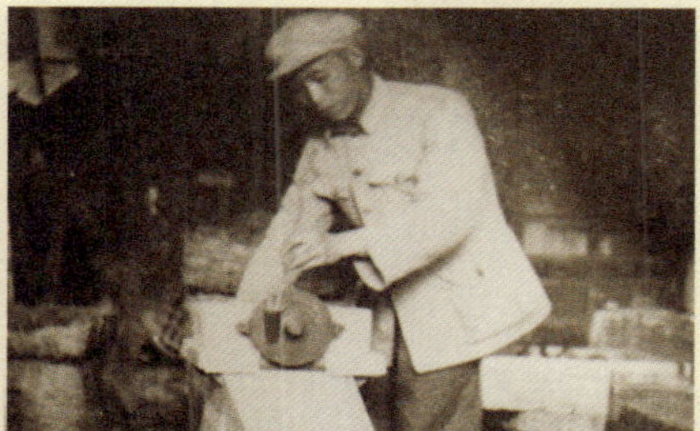

1958年咀片组组长邱云在切药。这是昆中药第一部机器（昆中药综合档案室藏）

曹晓明，1955年1月出生，云南昆明人。1971年5月昆明市商业局统一招工分配到昆明市药材公司100多名学徒工，曹晓明和龙江、熊昆忠、方平昆、郑明权、周继华等50多人被分配到昆明市中药制药厂。曹晓明一到厂里，就被分在机修组，当时的机修组有十五六人，组长为杨贵华，其师傅为范维华。当时的机修组负责全厂机器维修。曹晓明做过机修，做过焊工，一直到1984年担任设备科副科长。1985年，曹晓明被任命为设备科科长时，设备科主要负责全厂机修、动力、锅炉、给排水、供电、计量、设备安装、采购、维护、保养等工作。2003年组织机构变更，曹晓明又任设备动力部经理。接受我们采访时，曹晓明说："干一行，爱一行，这是我们那个年代的人习以为常的事情，从参加工作直到今天，我都是做设备管理工作，到今天已有44载。"有几件事情至今记忆深刻：

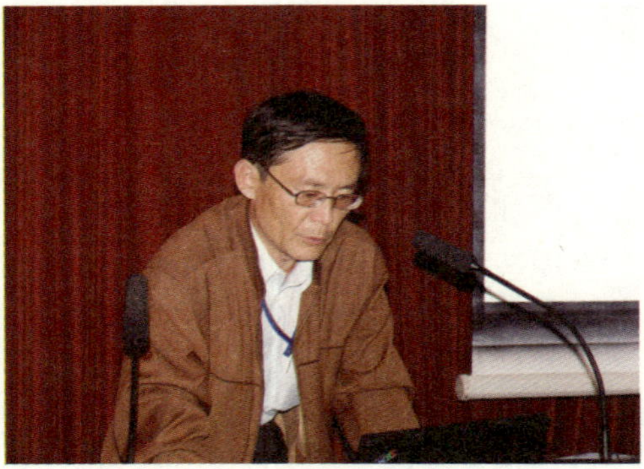
2004年7月曹晓明在昆中药上半年总结会上作汇报
（昆中药综合档案室藏）

一是引进了昆中药第一台铝塑泡罩包装机。20世纪90年代，曹晓明到锦州包装机械厂购入了铝塑泡罩包装机。在与厂家对接产品泡罩板块的设计时，还发生了一件趣事：当时昆中药止咳丸在省外销售市场很受患者欢迎，它对久咳不止的症状效果较好，在设计止咳丸铝塑泡罩时，曹晓明正为板块设计苦思冥想，夫人的一句话提醒了他："你有毛病噶，病人咳嗽本来就着急，你还让人家一颗一颗按。你不会一个泡眼装三颗吗？一次按三颗，这多方便。"受到启发的曹晓明于是将止咳丸（水丸）铝塑泡罩设计为一个泡三颗丸，一板刚好36颗，正好是原来一玻璃瓶的量。止咳丸新包装上市后，很多销售商反映包装很新颖，患者服用方便，这个包装一直沿用至今。

二是现有4吨的偏锅筒燃煤锅炉的选型使用。当时国内业界使用的常规锅炉都是正锅筒，但它存在受热面积小、蒸汽产量达不到额定标准的问题。20世纪80年代后期，曹晓明到江苏南通引入了两台偏锅筒锅炉。为将引风机配置为6号机，他还按照厂家要求写下了保证书，偏锅筒取消了水冷壁管的加热片，锅炉不容易爆裂、漏水，事故率明显降低，而且6号引风机功率比4号引风机大，使锅炉完全处于负压的燃烧状态，明显提高了蒸汽产能。这样，这两台锅炉后来用了20多年，效果一直很好，保证了昆中药多年的生产需求。

三是昆中药按《药品生产质量管理规范》（GMP）建制剂大楼时，因没有充分考虑空调系统用电，2004年GMP认证通过后，生产系统用电不能满足，造成一天跳闸七八次，对正常的生产办公造成了影响，因此，高压配电室增容改造就提上了议事日程。2009年，曹晓明开始实施具体的改造工程，新增了500kVA变压器，将公司动力需求大的三个地方前处理粉碎工序、锅炉房、水泵房的用电，调在这台专用变压器上；将电力供应重新进行了分配，使全厂电力供应达到了平衡，生产系统用电跳闸的烦恼终于解决了。

四是着手冷凝水的回收利用工程。2009年曹晓明带领部门人员，启动循环水系统项目改造，将生产区域蒸汽末端所有冷凝水进行回收，收集后的冷凝水先装在卧式存储罐中，经自动抽水泵打到锅炉中，将原先直接排放的冷凝水进行回收利用，在不减少锅炉产能的情况下，节省了煤气用量。该项目还荣获昆中药当年的管理与技术创新奖。

设备管理包含规划、设计、选型、购置、安装、验收、使用、保养、维修、改造、更新直至报废等设备寿命周期全过程的管理，是提高药厂技术设备素质、充分发挥设备效能、保障设备完好、取得良好设备投资效益的重要保障。

2012年10月，昆中药在呈贡马金铺高新开发东区启动了中药现代化提产扩能建设项目，公司成立工程部，曹晓明被任命为经理，组织公司新区建设工作。2015年12月，实现新厂房单体全部封顶；净化工程11月同期开工，工期半年；厂区外围工程，含总图、绿化、围墙、厂区道路、弱电等收尾工程在2016年6月同步施工。马金铺新厂区于2018年建成试生产，公司产能得到极大提升。

2019年，公司生产体系整体搬迁至昆明市高新区马金铺街道办事处照塘街82号，并取得新生产地址GMP认证证书，向云南省药品监督管理局补充申请公司持有的140个批准文号变更生产地址，2019年11月20日完成全部产品的转移批文。原生产地址昆明市螺蛳湾276号，经云南省药品监督管理局批准注销，在该地址生产的药品全部变更至马金铺新厂生产。南坝老厂区对应的GMP证书YN20140043到期后，公司未再申请该生产地址的

GMP认证。未来，营销体系经常面对的缺货问题将会得到根本性解决！“提炼精勤百味散，添加仁爱一炉丹。”这就是曹晓明在昆中药44载春秋的真实写照！

（2015年10月22日曹晓明口述　陈宗凤记录）

35 昆中药技术顾问：谢民秀

谢民秀，1959年8月出生，云南玉溪人。1982年，作为恢复高考后的第二届学生，谢民秀从云南中医学院中药系毕业，分配到了玉溪制药厂蜜丸车间做技术质检工作。1986年10月被调到昆明中药厂，先后在三车间（蜜丸）、百宝丹车间、质检科当过物料员、质检员。2015年10月22日，接受综合管理部采访时，谢民秀说：“1988年我被调到了质检科做质检员。主要是在四车间（片剂和提取）做中间产品检验，以及进行公司留样观察产品的检验。当时的科长是黄力立，同事有李雯沛、普丽金、李美珍、李芳、李文美、党达平、彭开昌、代运东等人，在检验工作中，我从同事那里学到了很多。”

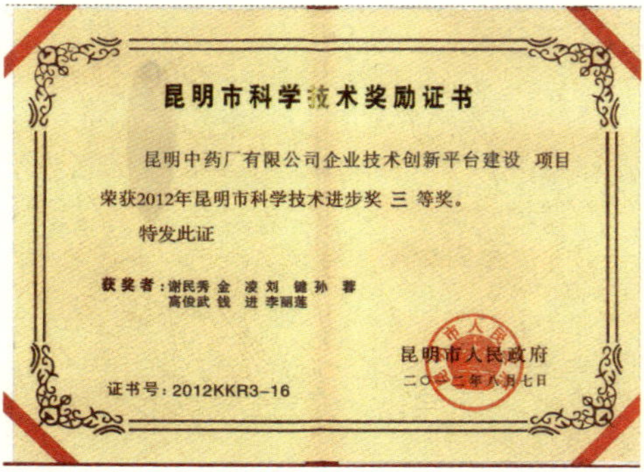
昆明市科学技术奖励证书
昆明中药厂有限公司企业技术创新平台建设 项目
荣获2012年昆明市科学技术进步奖 三 等奖。
特发此证
获奖者：谢民秀 金 凌 刘 键 孙 蓉
高俊武 钱 进 李丽莲
昆明市人民政府
证书号：2012KKR3-16

2012年谢明秀等人获得的昆明市科学技术奖励证书（昆中药综合档案室藏）

不久，谢民秀被调到技术科，主要参与工艺管理和产品研

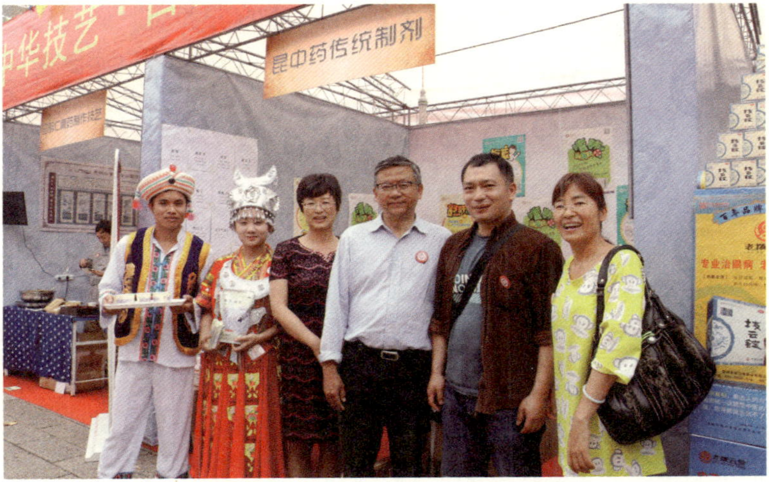

2015年6月13日谢民秀（左三）和云南省非遗处处长蔡永辉（右三）、昆中药非遗办成员在官渡古镇参加非遗联展（王云鹏摄）

发。科长先后为陈晋昆和黄力立，当时技术科的同事主要有王曼熙、夏克藩、张云双等。谢民秀参与了1990年4月印制的《昆明中药厂生产工艺规程》编写，先后对生三七片、熟三七片等品种改剂型。提起新产品带生产，谢民秀说："当时对新产品带大生产，我是从原料投料、前处理、提取、制剂全程参与，这样能及时了解到新产品在大生产中存在的问题，能有的放矢地去发现和解决问题。"新产品研发、"带生产"和工艺管理，使谢民秀对中成药的生产有了更深入的了解。

1991年昆中药研究所成立，谢民秀被调到了研究所，副所长是孙永定（未设所长）。谢民秀负责仿制了小儿感冒颗粒、抗骨质增生丸、六灵丸等品种，参与了由李仁珍负责的扶正抗衰膏（益气健肾膏）研发全过程，为公司新产品开发作出了贡献。其间，谢民秀还参与了中成药品种整顿申报资料的收集整理汇编。地方药品标准升国家药品标准工作启动后，谢民秀先后负责癫痫宁片、郑氏女金丹、肥儿疳积颗粒、黄疸肝炎丸的标准起草，参与了由陈怡和负责的苦胆草片的标准拟定。中成药品种整顿和地方药品标准升国家药品标准工作，为药品标准的提升和规范化生产打下了坚实的技术基础。

1994年谢民秀调任为技术科科长。她在当时总工程师孔繁祥和前任技术科长冯建明的指导下，很快胜任了技术管理工作。在任技术科长期间，技术科成员先后有刘艳、刘键、刘秀丽、管凰佐、张若梅、刘芳。当时，技术科的工作主要是药政、生产工艺、物料消耗、产品包装等的管理，以及公费医疗、基本药物和中药品种保护等的申报。谢民秀还参与了部分产品开发工作。如与刘艳共同开发了感冒消炎片（薄膜衣片）、舒肝颗粒（低糖型）等药品规格；1996年承担了羚翘解毒片、女金丹丸的省标拟定等工作；谢民秀说："在技术科负责的9年，得到了很多同事的支持，受益很大。"

2003年8月以来，谢民秀先后任总经理助理、技术总监、质量研发总监，直到2014年12月退休。

在走上管理岗位后，谢民秀的担子更重了，但她在专业技术上丝毫未曾松懈。其间，她先后主持或参与了6次《药品生产质量管理规范》（GMP）认证，组织或参与了中华老字号、中国驰名商标、高新技术企业、标准化良好行为4A企业、云南省知识产权优势企业等的申报。2007年，谢民秀拟定了昆中药管理与技术创新奖励制度，鼓励员工技术创新和管理创新。到

2014年，配合公司连续评选了7届创新奖，获奖人在公司年会上受到隆重表彰，极大地调动了公司广大员工创新的热情和积极性，参评项目逐年增多，有效地提升了公司的管理水平和技术水平。

谢民秀主持或参与的多个科研项目多次获得云南省、昆明市、西山区科学技术进步奖。多年来，谢民秀是公司医药工程初级职务评审委员会主任委员及云南省中级（高级）制药工程高级工程师评审委员会委员。目前，她还是多个云南省专业学术委员会理事、常委、委员，以及多个政府部门的技术评审专家等。对于取得的成绩和获得的奖项，谢民秀说："这是全体参与人员的成绩，是昆中药的荣誉。自己只是昆中药发展过程中的一个参与者，没有大家的支持和配合，没有昆中药这个平台，自己是很难取得这些成绩和得到这些荣誉的。"

2015年1月，退休后的谢民秀被聘为昆中药技术总顾问，如今虽然离开了工作岗位，但大家仍旧记得管技术管质量的"谢总"。

（2015年10月22日谢民秀口述　陈宗凤记录）

36 刮过乌梅肉的制药工程师：夏克藩

1966年，夏克藩正读高二，1969年2月，下乡插队到了潞西县当知青，返城后报名昆明市药材公司等待招工。24岁的夏克藩经历，比如今大多数的年轻人，那可是曲折多了。

夏克藩，1948年11月出生，云南昆明人。1972年3月，夏克藩被招收到了昆明市中药制药厂（昆中药的前身）配药车间，当了一名配药工。配药班班长为梁佩秋。当年的配药班就在现在食堂后面的家属区，是一个小四合院。夏克藩每天的工作就是和配药班20来号人，跟着师傅杨美珍，学习药材的挑选和整理。将原药材该筛的筛，该簸的簸，该洗的洗。按照生产卡上的处方，称量配药。

2015年11月18日，接受采访时，夏克藩说："清洗药材也要区别对待，有些药材先要泡泡才洗，不同的药材泡的时间都会不一样。最费时间的事情，就数刮乌梅。用小刀将乌梅肉一点一点刮下来，白果也是用小锤子一颗颗敲碎剥出来。为了提高工作效率，我尝试着用搓衣板放在簸箕内的白果上一板一板压搓破壳。"配药班配得比较多的品种有20多个，主要有散剂糊药、香砂平胃散、舒肝散等；大蜜丸有归脾丸、参茸固精丸、参苏理肺丸、女金丹丸、大小活络丸、人参再造丸；水丸有止咳丸、定喘丸，糖浆剂有青刺尖糖浆、消痔糖浆、气管炎糖浆。做学徒工，遇到什么就做什么，除了配药外，夏克藩还炒过药，师傅有傅玉琨、阮聪。

1974年3—10月，云南省药检所在楚雄举办了首届药检培训班，夏克藩被厂里派往学习。参加培训的40多名学员，几乎都是各个州市县药检所的工作人员。夏克藩这个没有检验经历的学员，一开始学习还是吃力的，但他凭着高中阶段的数理化基础，别的学员晚上出去玩，他却在宿舍反反复复看讲义，半个月后他终于赶上了大家的进度，基本掌握了药品检验的基础知识和技能。

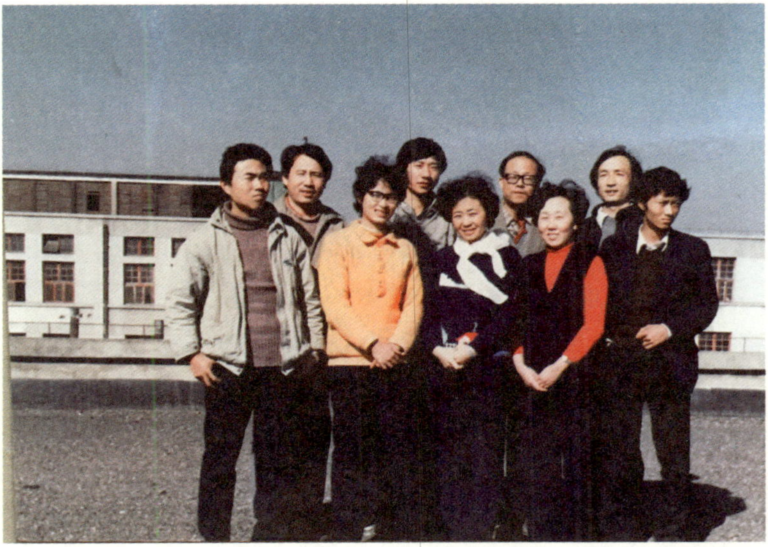

1988年夏克藩（后排右二）与昆中药技术科同事在南坝厂区合影（昆中药综合档案室藏）

学习结束后，夏克藩被分到质量检验科，科长为徐丽荣，后为罗永新。夏克藩与大家进行探讨，建立了产品的留样观察制度，设计了各个剂型的留样观察记录。这项制度，对保证药品质量作用明显。在观察期间，如果水分测定超标，需将吸潮性强的药材干燥时间延长；如果细菌检测超标，药材及中间产品要加强灭菌。针对出现的问题，夏克藩及时攻关并重新验证。夏克藩说："百宝丹（散剂）的灭菌最复杂，因为它根茎类的药材较多。由于百宝丹是当时昆明中药厂的主打产品，每月生产量大，灭菌的量也较大。当时的检验人员对昆中药产品质量是尽心尽力的。"

1980年6月，经时任技术科科长的孔繁祥点将，将夏克藩调到了技术科，他在技术科所做的工作有：共同参与了第一版《昆明中药厂工艺规程》的编写，当时蜜丸、水丸的产品较多，他参与了制定蜜丸、水丸配方投料表等，昆中药的第一版工艺规程是比较详尽的一个版本；另外，夏克藩和同事范保全、李仁珍、张云双等人，从检验方法的改进、薄层鉴别方法的建立入手，对产品质量标准的提高，做了大量工作；对昆中药老的好产品做剂型改革，如1982—1983年，将参苓白术散、藿香正气散改为冲剂。1984年，又将舒肝散、清肝化虫散剂（现和胃疗疳颗粒）改为冲剂。

说起舒肝颗粒，在云南省是家喻户晓的产品，但在剂改成功之初，一直并未生产。1993年，夏克藩问起当时昆明中药厂服务部经理姚国华："你们药店近来什么药比较好卖呢？"姚经理说："是一个叫月月舒的药品，简直都要卖疯了。"做

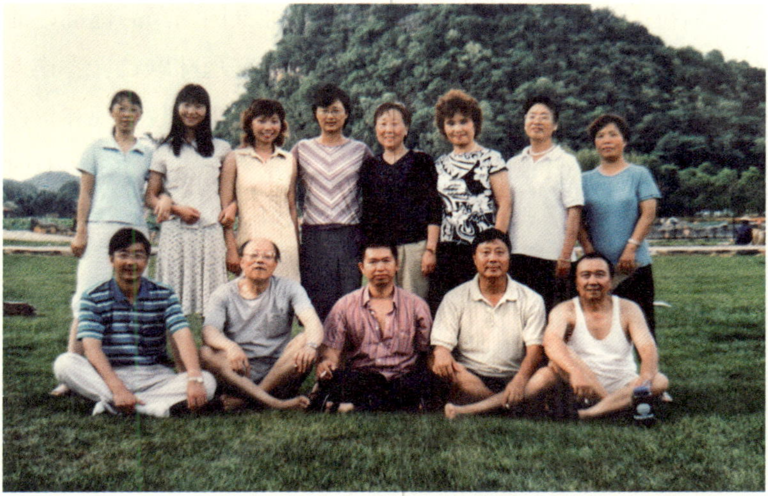

2005年夏克藩（前排左二）与昆中药研究所同事参加普者黑团建活动（昆中药综合档案室藏）

研发工作的夏克藩很敏感，立即说："我们厂现在有个产品叫舒肝冲剂，它的组方比起月月舒优越多了，疗效也比较好，但一直未生产。如果生产了，肯定会比月月舒好卖。"这句话被姚国华经理听到了心里，她立即向厂里汇报，1995年舒肝冲剂（1998年改称舒肝颗粒）正式投产。出厂前，夏克藩还到车间带领生产几个月。产品一经投放市场，果然销售扶摇直上，不但舒肝冲剂好卖，还将舒肝散的销量也带动起来了。舒肝散的基础方是一个经典古方，原先叫"逍遥散"，1974年改为"舒肝散"。当时的鲁少龙厂长还为舒肝冲剂亲写广告语："常服舒肝冲剂，使你潇洒美丽。"

1991年，夏克藩被调到刚成立的研究所做产品研发。他分别做了暖胃舒乐颗粒的研发，癫痫宁片、舒肝颗粒、参苓健脾胃颗粒、舒肝散等品种的地方药品标准升国家药品标准，蒲公英冲剂、舒肝丸、宝宝乐（冲剂）、通宣理肺颗粒、香连丸等10多个产品的移植，和孙蓉一起做清肝化虫颗粒（现和胃疗疳颗粒）的二次开发。夏克藩都是认认真真做每一件事，有时候，新产品研发需要几个年头的持之以恒，几个月在生产现场白天黑夜地带领生产，这些反而让夏克藩乐在其中。“夏工就是这样一个对产品研发执念很深的人”，和他一起共过事的同事说。这也是所有昆中药普普通通研发人员的执念：尽自己所能为每一位患者解决他们的病痛！

（2015年11月18日夏克藩口述　陈宗凤记录）

37 勤于改进工艺的中药师：李淑红

李淑红，1967年1月8日出生，云南昆明人。1985年考入云南中医学院中药系，成为该院招收中药系第三届的其中一名学生。当时的中医学院招收3个专业，中医系的中医本科专业2个班，3年制大专的针灸专业1个班，中药系的中药专业1个班。当时她们班40个人左右，学习课程有：中医基础、方剂学、中药鉴定、中药制剂、中药炮制等专业课和其他基础课程。在那个国家还包分配的年代，由于学习成绩优异，系主任首先将4家用人单位情况，介绍给李淑红挑选，她毫不犹豫地选择了昆明中药厂。当时一起报到的大学生有云南大学毕业的钱进、昆明工学院（现昆明理工大学）毕业的钟宏等。几个年轻人在昆中药一干就是一辈子。

1989年7月3日报到后，按照厂里规定，李淑红被分到了四车间实习一年。当时的四车间是个大车间，主任为颜荣华，副主任为霍华云。生产除了丸剂和散剂之外的所有剂型产品，有片剂、冲剂、糖浆剂、酒剂等。李淑红和所有实习学生一样，一个工序轮岗3个月，她向陈云生学制粒，向马寿仙、庄玉仙学包糖衣，向熊丽珍、朱映辉学压片。当时，四车间常年的生产品种有：参苓白术冲剂、白及冲剂、小儿感冒冲剂等。白及冲剂当时做得最多，对百日咳效果特别好。

1990年8月，实习期满后，李淑红正式调到了技术科（科长为冯建明），做技术申报工作。她参与了羚翘解毒片和银翘解毒片生产工艺的改进。由于羚羊角特别坚硬，粉碎一直是个难点，技术科就将其先在车床上车成碎屑后，再交到粉碎工序，粉碎难度明显降低，符合生产要求；另外，因银翘解毒片是素片，特别容易出现裂片、松片的问题，李淑红和同事朱丽萍等人到生产现场，不断研究琢磨，通过增加辅料黏性，对压片机压片力度进行调整，终于将工艺标准确定下来，确保了该品种的质量。1990年9月，公司成立研究所，又将她调到研究所，和副所长孙永定，同事夏克藩、张云双等人做产品移植及剂型改制工作。李淑红负责余甘子喉片、养血生发胶囊、乙肝扶正胶囊三个产品的移植工作。其间还负责清肺化痰丸大蜜丸改为水蜜丸的剂改上报工作，以及舒肝冲剂临床用药的制备。公司的清肺化痰丸水蜜丸就得益于当时昆明市卫生局的初审。

1993年李淑红被调入质检科，科长先后为李仁珍、陈怡和、冯建明。主要工作有：感冒疏风丸质量标准的起草。通过反复试验薄层层析进行成分测定，组织申报材料，将其省标升为部颁标准；日常的检验工作，包括微生物、理化和成品检验。微生物检验组，组长为李文美，检验人员有孔庆芬、吴冬蘅等；理化组，组长为普丽金，检验人员有李美珍（药材鉴定）、钱进、杨颂雯等；成品检验人员为党达平、李芳等。这些质量检验人员是昆中药多年的产品质量把关人，为保障产品质量作出了贡献。

2004年昆中药新的制剂大楼竣工后，就开始着手《药品生产质量管理规范》（GMP）的认证，李淑红作为当时质量保证部的技术骨干，按照申报认证的要求，进行本部门文件的起草审核，质量标准整理及归档；参与组建新的实验室。当时冯建明、李淑红、钱进和李文美4人多次到云南大学化学系实验室参观学习，参照该实验室抽风、台面防腐的标准，建立工作试验台；同时对微生物室洁净度、独立检测、密闭空间、温湿度等按照相关要求，设计装修。经过1年多，终于建成了合乎GMP标准的实验室。认证前夜，冯建明和李淑红到各个楼层一层一层检查，当时的生产工人经过脱岗培训，现场管理基础扎实，因此确保了公司GMP首次认证的顺利通过。

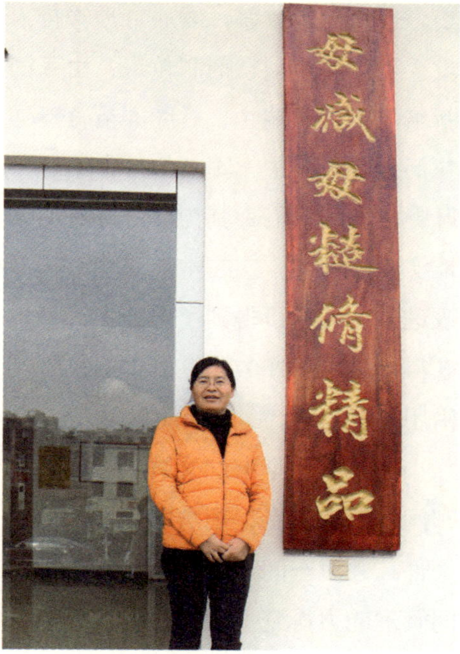

2015年12月李淑红在南坝厂区GMP制剂大楼门口留影（李淑红提供）

2007年，李淑红被公司任命为六车间（颗粒剂）主任，当时市场上对颗粒剂产品需求量越来越大，从管理人员到车间工人都感觉到比较大的生产压力。她到位后，先是不断理顺现场，提高工作效率，然后合理安排人员，提高员工们的工作质量，还组建了颗粒剂制粒班，由张国峰负责制粒班的管理。重新培养组长何瑞尤、后续人员蒋贵江、张达兴，让他们成为颗粒剂生产线的主力军。另外，组织张国峰和王伟开展低糖型舒肝颗粒（工人们称其为小舒肝）的工艺创新。通过对工艺不断地实验验证，首次在本厂采用一步制粒方法，顺利完成了工艺改进，产品质量得到了保证，产量也得到了极大提升。该课题获得了昆中药2007年度管理与技术创新一等奖。现该品种一直沿用此工艺生产，产品质量得以保证。

2009年，李淑红又被调任前处理车间副主任。她积极协助车间主任薛安平，理顺车间内部标准工艺，起草制定了标准化文件，并对车间员工进行持续培训。现场管理走向规范化，车间管理能力得到了大幅提升。当年，公司运营业绩一路飙升，前处理车间的产能成了一道瓶颈，通过技术创新，当年就取得了20%的增长量，荣获2012年度公司管理与技术创新一等奖。2014—2015年，车间又先后引入了新的制药设备，产能每年增幅达20%，为制剂车间提供了满意的上游服务。

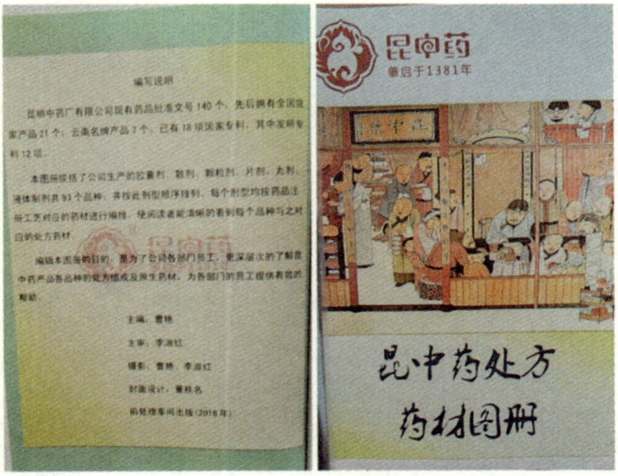

2016年李淑红审核的《昆中药处方药材图册》（李淑红提供）

2015年12月3日，李淑红在接受采访时说："我从大学二年级开始到毕业时学习成绩一直都稳居第一，是班里的学习委员。来到昆中药后，做过技术工作，做过质量工作，现在又在车间一线做管理。无论是学习，还是工作，我都力求交上满意的答卷！"朴实无华的话，道出了一名中药师卓越的追求！

（2015年12月3日李淑红口述　陈宗凤记录）

38 药品研发三十四载的高级工程师：孙蓉

孙蓉，1968年9月30日出生，云南文山州文山市人。1986年9月，孙蓉考入上海中医学院中药专业。学院里设4个本科专业：中医、中药、针灸和推拿，一个班40人，所学课程有：中药学、中药鉴定、药用植物、中药制剂、医古文、植物化学等。1990年7月，孙蓉到位于北京路的云南省医药管理局报到后，被分配到了昆明中药厂。一起分来的学生有南京药学院的吴京俊、成都科技大学的李海、昆明工学院（现昆明理工大学）的黄舜华等。从此，一伙年轻人投身到了祖国的中医药事业之中。

当时的厂里有规定，所有分配来的大中专院校学生，都必须到生产车间实习一年，孙蓉也不例外。她被分到了五车间，该车间又叫中试车间，生产水蜜丸和水丸，车间主任先后为陈怡和、李雯沛，主要生产的产品有感冒苏风丸（即感冒疏风丸）、参苏理肺丸、止咳丸、阮氏上清丸（即口咽清丸）、清肺化痰丸、归脾丸等。车间有水叠班和外包班两个班组。水叠班师傅为张元昆，孙蓉跟班一起做筛药、泛丸、烤药等工序。实习期满后，被定岗为车间工艺员，负责车间产品质量监控和生产过程监管。

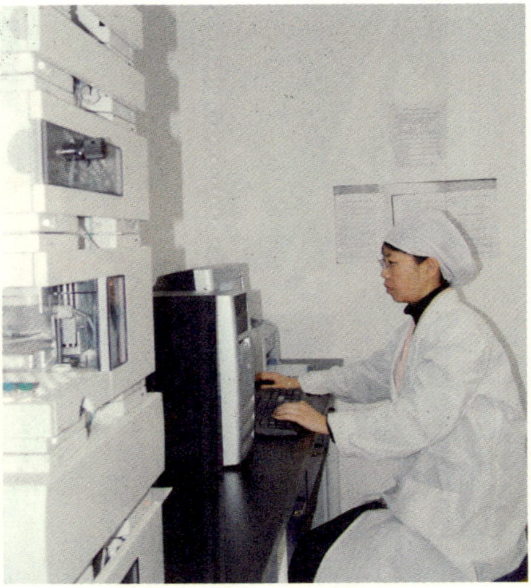
2006年高级工程师孙蓉用高效液相色谱仪测含量（百宝丹搽剂）（杨祝庆摄）

1992年8月，孙蓉被调到刚成立不久的“八五”总改办公室，总改办基建由师尚钟副厂长负责，工艺部分则由陈晋昆总工负责，由于符合《药品生产质量管理规范》（GMP）制剂大楼的设计是坚持工艺先行的原则，所以孙蓉、高婷、廖铁成和唐荣昆参与前期工艺设计。他们先与车间主任充分沟通，根据生产能力的总体规划，做出物料核算，确定每个剂型的生产布局，再与云南省设计院设计人员协调，由省设计院最终将“八五”总改的初步设计方案及图纸做出来。基建动工后，调入丁丕赞和孙俊杰，负责施工事宜。

1995年9月，总改办工作告一段落，孙蓉被调到研究所。昆中药研究所从1990年建所以来，一直是厂里产品开发的前沿部门，所长为孙永定。孙蓉到研究所承担产品研发29年，在中成药技术创新中持之以恒，提高了昆中药产品的核心竞争力。

一是起草产品标准。起草的产品有感冒消炎片、壮腰健身丸等3个。

二是移植品种。仿制轻身消胖丸、精制冠心片、丹栀逍遥丸等产品。从查文献、原料小试、车间中试、成品送检、报批

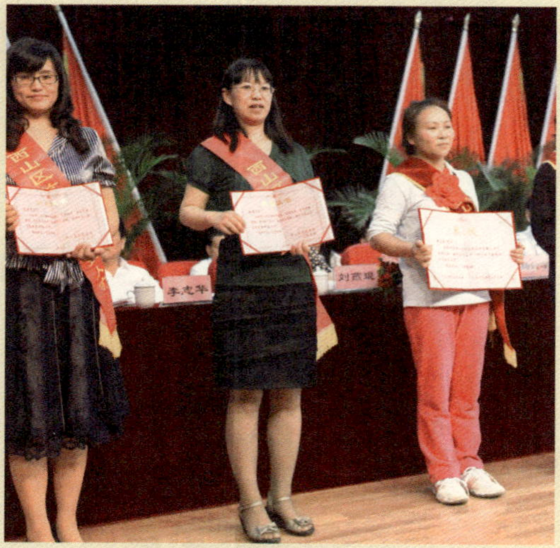

2012年5月24日孙蓉（中）在西山区科技大会上接受西山区首批优秀科技人才表彰（孙蓉提供）

到最后批文下来，大约10个月。

三是从2000年开始，着手地方药品标准升国家药品标准工作。地标升国标的工作是一个长期而系统的工作。2015年12月3日，接受采访时，孙蓉说："孙永定所长和范保全出去开协调会，他们俩的意识比较超前。当时主动承担了通宣理肺片、舒肝散、金匮肾气片、和胃疗痈颗粒、止眩安神颗粒、板蓝清热颗粒等共计20个产品的地标升国标任务，除了熟三七散、百宝丹胶囊、藿香正气丸、香砂胃痛散外是由其他单位牵头，其余16个产品都是昆中药牵头完成。"其中，产品历史、处方和功能主治等医学审查部分涉及研究所、质保部和生产技术部共同完成，工艺研究和质量标准等药学审查资料，由研究所承担。为了顺利完成这项工作，孙蓉和同事孙永定所长、范保全、夏克藩、朱丽萍、张兴元等人，根据自己负责产品，从早上7点就钻进了实验室，到晚上10点实验才结束。1个产品需要做3—5项鉴别，每个品种需要做3批中试及4—5个阴性样品，其工作量可想而知，终于在2002年将所有产品的批文办了下来。2004年，20个产品的试行标准到期，孙蓉和研究所同事又根据相关要求，进行试行标准转正式标准的申报工作，2006—2007年，根据补充通知要求，完成补充实验和补充资料，2015年已有17个产品获得转正标准批文，3个产品转正标准也已通过了公示。

孙蓉说："研究所通过地标升国标这项工作，对公司作用是相当明显的。一是保住了产品批准文号；二是大幅度提升了药品标准，产品质量得到了强有力的保证；三是公司标准研究能力得到了较大提升，研发人员业务能力有了质的飞跃；四是由于公司积极主动争取了多个产品的标准制定，公司就具备了今后产品研发工作的主动性。"2007年，根据国家药品标准提高行动计划，昆中药承担了14个产品的部颁标准提高工作，天麻祛风补片和黄疸肝炎丸已被2010年版《中国药典》收录，清肺化痰丸和阮氏上清丸被2015年版《中国药典》收录。这四个品种是公司

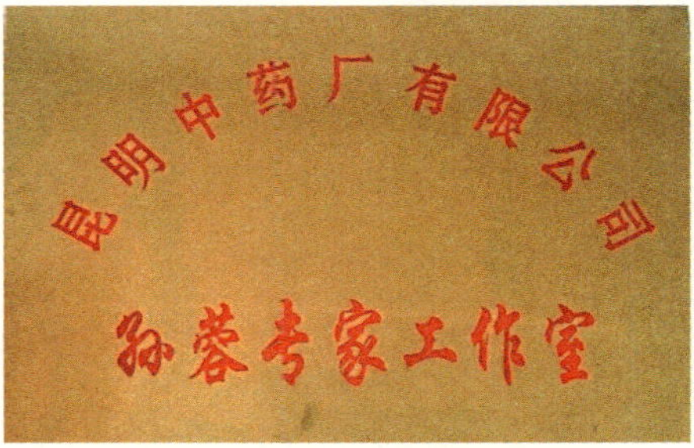

2014年中共西山区委、区政府授予的孙蓉专家工作室牌（孙蓉提供）

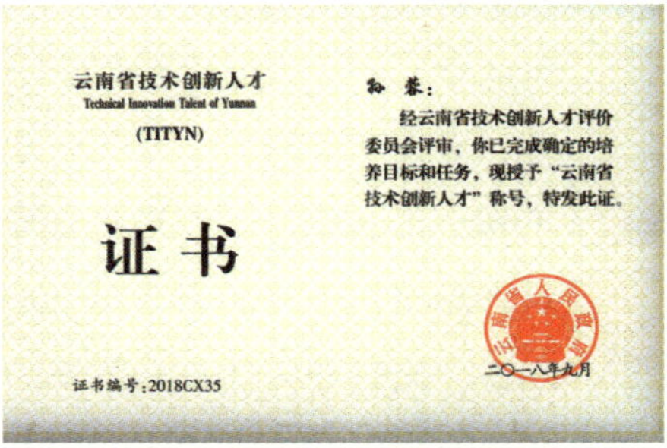

2018年9月孙蓉获云南省人民政府颁发的云南省技术创新人才证书（孙蓉提供）

的独家品种。

四是老产品的升级换代。参苓健脾胃颗粒无糖型、香砂平胃颗粒无糖型于2008年取得生产批文，天麻祛风补片的薄膜衣片于2010年取得批文，暖胃舒乐片的薄膜衣片于2012年取得批文，后续又对银翘解毒片薄膜衣片、健脾颗粒、益母颗粒等品种进行了改进研究和申报。这些老产品的升级产品扩大了服用人群，提升了产品质量，有些进入了基药，成了独家规格，在市场上具有了明显的竞争优势，现已经成为公司市场重点推广的产品。研究所将一些产品生产研发的某些技术申请了专利，在发明专利上取得了质的突破。

五是中药配方颗粒研究和申报。2016年项目立项开始研究，2019年12月，孙蓉带队完成了昆中药公司305个配方颗粒的工艺及质量标准研究、试生产样品制备及工艺验证、申请材料报送，通过省药监局的标准复核、技术审评和GMP符合检查，取得305个中药配方颗粒品种及临床试用备案，成为当年云南省第二家完成该项目的企业。

如今，孙蓉已走出大学校园34年了。回顾当初的大学同班同学，不少人已经转行，一直坚持在中医药行业的人为数不多，而在产品研发一线的同学则更少。孙蓉说："做产品研发工作，贵在坚持。如果坚持不下来，有可能连结果都看不到。对产品研发人员的素质要求是多方面的，不仅要有过硬的专业知识，而且要关注日新月异的社会需求，时时思考并寻找自己的技术和研发优势，为公司快速发展做好技术支持！"

（2015年12月3日孙蓉口述　陈宗凤记录）

39 中药品种保护的行家及项目申报能手：刘键

刘键，1964年11月3日出生，江苏省南通市海门人。1982年12月，刘键被招录到昆明军区制药厂工作，在质检科做药品化学分析及药理实验。昆明军区制药厂是一家专门从事生产抗菌素原料、制剂及中成药的企业，刘键在质检科科长陈学询、师傅崔李萍的培养下，边接受培训边工作，逐步掌握了药品检验的知识和技能。1995年2月，刘键被调入了昆明中药厂四车间当质检员。

1995年5月，因当时技术开发部的负责人冯建明被调任质检科科长，刘键接手了冯建明原来负责的中药品种保护工作，开始独立承担公司国家中药品种保护申报工作。我国政府高度重视对名优中成药的保护。1992年10月，国务院发布《中药品种保护条例》，1993年1月1日起施行。这项制度开始实施，昆明中药厂领导组织精干力量，申报感冒消炎片和止咳丸的品种保护。刘键接手后，对公司独家生产的中药品种做了梳理，选择疗效确切、安全无副作用的中成药，申请国家中药品种保护。到2016年板蓝清热颗粒取得品种保护时止，持续20年，刘键成功申报国家二级中药保护品种16个。一个公司有这么多的保护品种，这在云南省内乃至在全国也是走在前列的。

刘键说："我从进厂当年就开始着手这项工作，从始至终没有间断过，每个申请保护的产品，必须严格根据《中药品种保护条例》、国家中药新药药理学研究、毒理学研究、临床试验研究的指导原则和相关技术要求，开展相关研究工作。申报资料从补充研究资料到上报需要2—3年的时间。仅仅是一项临床试验，从方案设计、研究中心选择、试验协调会、伦理委员会审批、临床组织实施、试验过程检查、临床试验数据处理分析，到最后的临床总结报告，其中的一层层、一关关，每一个细节都必须严格把关。作为一名昆中药员工，这是我义不容辞的责任。"可以想象，16个中药品种初保和延长保护，进行30多个三期临床试验，每个品种不少于400多例临床研究，总计1万多例，每个试验后面付出了多少辛苦和汗水。公司中药品种保护工作的顺利实施，对昆中药生产经营的作用是基础性的。第一，由于中药保护品种必须修订提高药品质量标准，这对提升公司药品质量，增加产品技术含量起到了巨大推进作用。第二，保护了昆中药的合法权益，使一批昆中药的传统中药及原

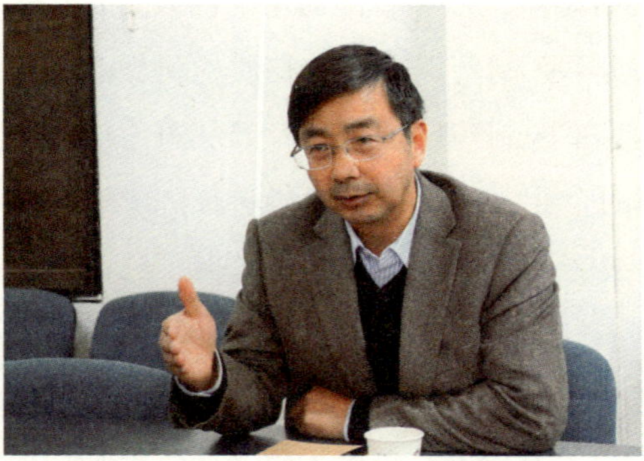

2015年12月8日刘键接受昆中药综合管理部采访（刘云森拍摄）

研产品免除了被同行低水平仿制。昆中药2014年有21个独家产品，这一成果与国家中药品种保护工作是密不可分的。第三，促进企业技术创新。在市场开拓上，使企业具备了明显优势，促进了昆中药的力量向潜力大产品的聚焦。2014年昆中药舒肝系列产品首次突破一亿元销售大关。

2004年4月，刘键任研究所所长后，组织对产品的二次开发、知识产权保护、品牌维护、云南省医保药品目录和云南省基本用药目录的增补申报和维护，在产品研发上做了大量卓有成效的工作。1996年至今，从公司特色中药中筛选出疗效显著、销售潜力大、质量稳定的品种，先后申报云南名牌产品7个和昆明名牌产品12个，在品牌创建及维护上稳扎稳打，开创了不俗的业绩。1998年起，申报昆明市知名商标3个，云南省著名商标2个，中国驰名商标1个，极大提升了公司商标的知名度。2008年申报“中华老字号”认定，通过3年申请，2011年“云昆牌”商标被商务部认定为“中华老字号”，2023年11月8日通过商务部等5部门复核。昆中药企业不断得到社会的广泛关注，其悠久的历史、世代相传的古老技艺，散发出了它独有的魅力！

国家、云南省医保目录和基药目录的申报，扩大了产品市场。2000年、2004年和2009年先后三次申报云南省医保目录增补和国家基本药物目录增补。2009年，昆中药重点产品46个进入国家医保目录品种，65个进入云南省医保目录品种。2009年版国家基本药物目录中，昆中药有13个品种，其中7个是独家生产的品种。目录的进入为公司产品经销企业、医疗机构和政府决策提供宏观的、有价值的参考信息，它直接影响着医院和患者的药物使用。

2000年7月，昆中药公司被云南省科技厅授予“高新技术企业”称号，获得高新技术政策税收优惠。因公司多年来始终重视研发工作，加大自主创新力度，2010年按科技部认定办法，昆中药重新被认定为“高新技术企业”。

比如，对舒肝颗粒的二次开发，多年来无论是患者、医生，还是市场都反馈舒肝颗粒对乳腺增生有疗效，但要增加到功能主治，可不是普通人想象的那么简单。2008年，刘键带领研究所科技人员开始对舒肝颗粒增加新功效研究，开展了药效学试验、毒理学试验、小样本临床试验、二期临床试验、三期临床试验。这个项目于2016年完成。新功效的研发成功，是昆中药对广大消费者及患者多年厚爱的极大回报。

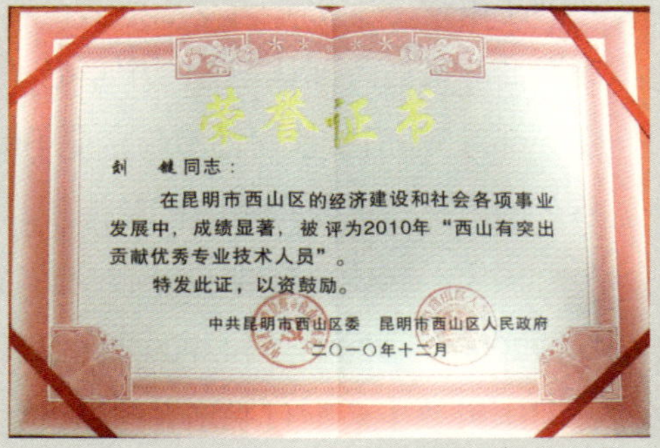

2015年4月刘键获得的西山区有突出贡献优秀专业技术人员证书（刘键提供）

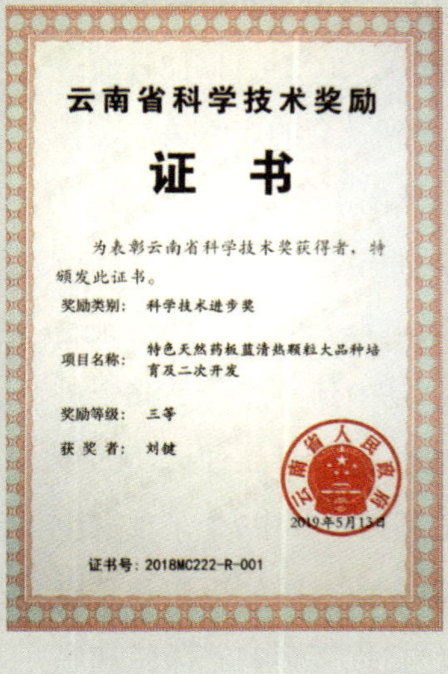

2019年5月刘键获得的云南省科学技术进步奖三等奖证书（刘键提供）

2015年12月，刘键在接受采访时说："研发工作必须得不懈的坚持，不断地学习，热爱产品研发，我在公司研发岗位一做就是近30年。高兴的是，现在企业得到了快速发展，我个人也收获良多，我觉得必须要先致力于昆中药这个大平台的发展，作为个人才会得到发展。"是的，一分耕耘一分收获，刘键先后荣获云南省科技厅火炬计划管理先进个人、昆明市知识产权管理先进个人、西山区有特殊贡献优秀专业技术人员、昆药集团优秀共产党员、昆中药之星等荣誉称号。2012—2014年获昆明市科学技术进步奖二等奖1项、三等奖1项、专利奖1项。以第一发明人，申请国家发明专利3项，全部取得国家发明专利证书。后被任命为昆中药研发中心副总经理兼舒肝颗粒研究院院长。2017年11月，因工会主席及纪委书记刘云森退休，刘键继任公司工会主席及纪委书记，又做起了党群工作，始终不忘初心，踔厉奋发！

（2015年12月8日刘键口述　陈宗凤记录）

40 设备管理的“药二代”：毕普荣

毕普荣，1962年2月出生，云南昆明人。

母亲古美兰是昆明市药材公司长春路东升药店卖药的员工，父亲毕霖焜是原云南白药厂副厂长，1979年10月，毕普荣这个“药二代”顶替病退的母亲被招进了昆明中药厂。一起招来的学徒工有罗莉军、潘燕、杨柳、朱映辉等人。当时对刚入厂的新员工进行培训后考试，毕普荣有一门课程得了100分，设备科科长刘礼志看到后说：“这个考100分的我要了。”等到办公室报到时，刘礼志傻眼了，怎么是个女孩子呢？原来看她的名字，刘科长还以为她是男孩子呢。就这样，毕普荣就阴差阳错地做起了设备工作，从此就没有换过工作，直到2007年1月内退，这一做就是28个年头。

20世纪80年代的设备科有2台机床、2台车床、1台铣床、1台刨床，毕普荣在机修组师傅文光兴的带领下，开铣床，铣齿轮、伞齿轮以及其他需要的零部件。为节约成本，加工一些磨损比较大的零部件，如当时摇摆式颗粒机的齿条，就是毕普荣加工制造的。1983—1987年，毕普荣到云南省电视大学，脱产学习化工机械专业，毕业后又回到了设备动力科，主管计量、能源和固定资产管理、制图等工作。

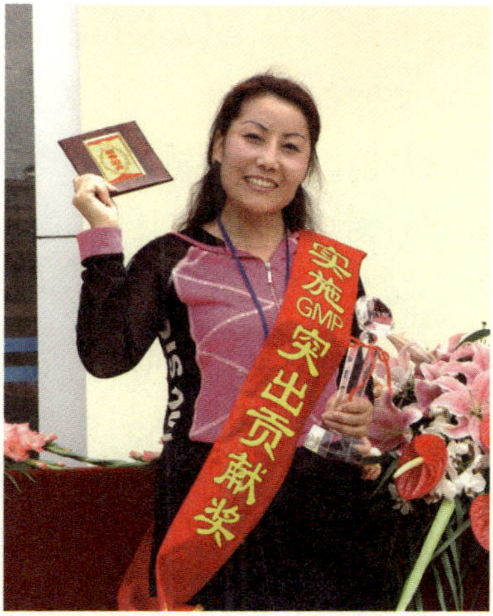

2004年7月毕普荣在昆中药实施《药品生产质量管理规范》表彰大会上受奖（昆中药综合档案室藏）

毕普荣是昆中药计量工作的创建人。1987年，昆中药正式开展计量工作，随后建立了三级计量标准、检定衡器最高标准、压力表最高标准、天平压砝码最高标准，并授权强制检定。通过培训考试，毕普荣取得了3项个人检定证书，在全厂开展计量器具检定及管理工作。1994年昆中药荣获“昆明市计量先进单位”称号。另外，在节水管理工作中，毕普荣建立各种节能管理制度，经常开展节水节能培训，积极推广节能新设备、新技术、新工艺，改造节能技术10多项。例如，将提取车间的两台冷却塔串联使用，每年可节约自来水2000多吨。她连续11年被评选为“昆明市节水先进个人”。

1995年，昆中药当时生产7种剂型150多个中药品种，所有产品的生产都离不开“蒸汽”，锅炉是动力供应的心脏，锅炉是否正常运转，直接影响着全厂的生产任务和产品质量，由于当时的生产销售发展迅速，锅炉的负担加重，故障率也相应增加。工人们为了完成生产任务，锅炉出了故障只好在车间等候供汽，等到深夜那也是常有的事情。为此，设备动力科在1995年初成立质量管理（QC）小组，立下军令状，科长曹晓明任组长，毕普荣任副组长和科里同事张洪生、庄西南、李成来、杜勇、郑明权、马七五、周健等负责立项攻关。经过前期调查，发现故障因素“双链刮板出渣机故障”占所有因素的78.8%，小组针对影响双链刮板出渣机故障的主要因素进行整改，取得了很好效果。对双链刮板出渣机改进后，蒸汽供应率提高了3%。毕普荣当时负责设备动力科的质量管理工作，她积极主动承担QC小组的攻关课题、数据记录、技术指导，并撰写QC成果报告、发布讲解QC成果。1996年7月，经云南省医药管理局推荐，参加昆明市质量管理（QC）成果评比，设备动力科QC小组获得了云南省质量管理协会“省1996年度优秀QC小组”称号。1995年11月，全国设备工程协会大会召开，来自全

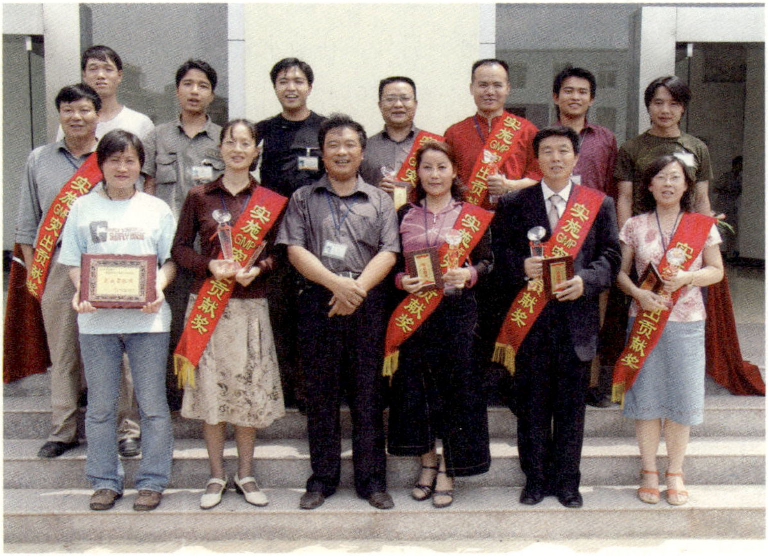

2004年7月毕普荣（前排右三）在昆中药实施《药品生产质量管理规范》表彰大会颁奖现场（昆中药综合档案室藏）

国各地参会同行200多家，发表论文139篇，毕普荣带着自己论文《浅谈中小型企业设备更新问题》到会上进行了交流，她针对昆中药的设备管理工作进行了认真仔细的分析和总结，得到与会者的关注和肯定。

2003年公司成立了《药品生产质量管理规范》（GMP）办公室，已是设备动力部副经理的毕普荣和范保全、丁丕赞、李海被抽调了出来，专门负责实施公司GMP认证的厂房设计、建设工作。她专管设备选型、招标、采购、安装；拟写GMP设备管理文件、设备操作SOP、设备验证文件，共计发文200多份；GMP设备验证，主要是纯化水系统、空调系统、压缩空气系统验证及车间主要生产设备验证；最后负责GMP大楼项目资金审核。因为工作的重任，毕普荣的父亲患肝癌三次做手术，她都没有陪在老人身边。2004年7月，GMP制剂、提取大楼通过总体验收，GMP认证顺利通过，但她父亲在认证的同月离开了人世，这在毕普荣的心里留下了永远的遗憾。鉴于工作期间的表现，毕普荣被评为昆中药“GMP突出贡献奖”先进个人。2004年《昆明中药厂有限公司简讯》第十三期，是GMP认证专版，对毕普荣作为“企业之星”专门做了报道。

内退后，毕普荣依旧不改初心，时时关注着昆中药的发展。2015年10月26日，接受我们采访时，她笑着对我们说：“我在电视上或任何地方看到关于昆中药的消息，就赶紧给身边的亲朋好友介绍，要他们也一起关注我们的产品。”这就是一个普普通通的“药二代”对昆中药特殊的情怀。

（2015年10月26日毕普荣口述　陈宗凤记录）

41 昆中药的伯乐兼摄影师：彭云波

初识彭云波，起因于2006年5月份，公司开展“成立五十周年图片展（1956—2006）”，请彭老协助整理老照片。公司综合档案室保存着大量的黑白老照片，但因各种原因，这些照片没有著录相关内容。针对这个情况，我们把彭老请到综合档案室，帮助回忆照片内容、背景、时间及人物等情况，并做老照片的著录。当时的彭老，已经是76岁高龄，但精神矍铄，记忆清晰，只要是他拍摄的照片，我们提出的问题，他基本对答如流，部分不了解的照片，他如实相告，协助我们顺利完成了老照片的著录工作。

彭云波，1930年3月出生，云南禄丰人，原13军38师炮团政治部新闻报道员，1964年被调到38师宣传科做新闻干事，他在部队既是文字记者又是摄影记者。1969年12月26日，转业到昆明中药厂，主要负责人事和保卫工作。当时一起从部队转业或退伍来到中药厂的有13人，有4个男同志，9个女同志，有唐汝修、冯家让、梁佩秋等人。进厂后，彭云波主要做两项工作。一是参与恢复党建工作，承担起了党支部秘书工作。当时的党支部书记是陈贵芳，陈贵芳原先是昆明市药材公司工会主席和

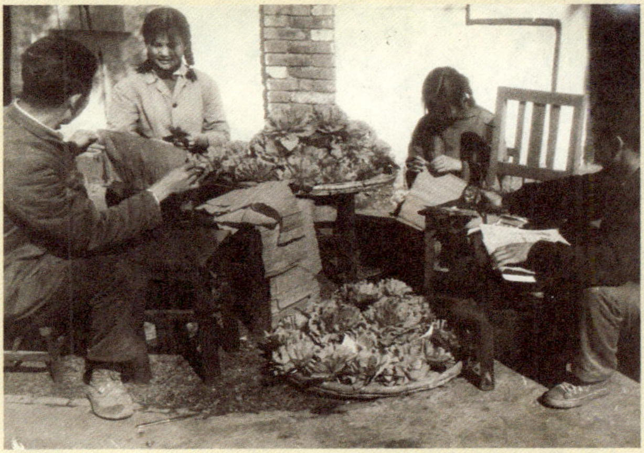

1972年彭云波拍摄的昆中药一车间职工为先进员工扎红花（昆中药综合档案室藏）

副经理，1967年来到中药厂劳动改造，作为老干部代表进入革委会，毛正刚作为炮派代表进入革委会，孟文举作为八派代表进入革委会，这叫“三结合”，委员有刘珍、李成香、李锦春、杨莲芳等，共7人。彭云波从基础的收党费开始着手，比如梳理出1969年的技术副厂长李应楠因出去支援越南做药，8个月未交纳党费需要补交等，为党建工作逐步恢复做了一些工作。

二是抽调到昆明市第一商业局招工组，统一负责昆明中药厂的招工工作。彭云波到各居委会调查了解属地学生情况，1971年、1972年和1974年，共计招收3批工人300多人，1977年招录了2批知青。后来厂里的业务骨干，如原工会主席刘科、副厂长师尚绅、陈晋昆等人都是那时招录进厂的。对于这些新入厂的青工，厂里办了学习班，由彭云波亲自授课，讲授中药厂的性质、生产经营等情况。彭云波回忆，他刚进厂时，厂里只有206人，部队下来的13人便成了管理骨干。随着生产经营的

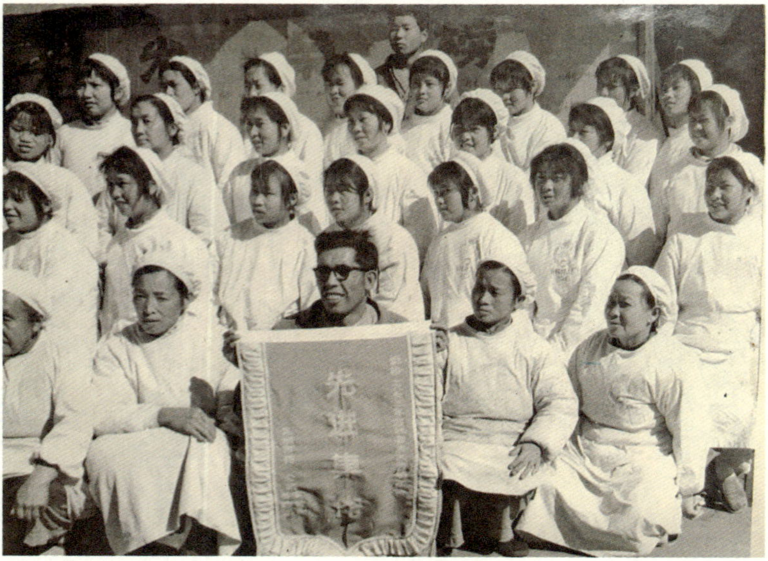

1973年彭云波拍摄的昆中药百宝丹车间先进集体合影（昆中药综合档案室藏）

扩大，人才严重缺乏，所以当时他招录的这几批工人，很快便充实到了生产一线，保证了产能的扩展。彭云波成了名副其实的伯乐，受到人们的尊敬。20世纪50—80年代，昆明中药厂是昆明市药材公司效益最好的商办企业，被人戏称为“昆明市药材公司的大儿子”。其中，技术最先进、销量最好的是“老丸药”。1970年，时任云南省人民政府省长刘明辉，来参观蜡壳班贴蜡壳，彭云波和革委会委员刘珍参与接待。

1974年，陈贵芳书记被调回昆明市药材公司任副经理，王治安被调来中药厂任党支部书记兼革委会主任。1978年，从14军退伍回来的魏培德任书记，魏书记鉴于当时厂里行政工作薄弱，将彭云波由人事保卫组组长调整为行政组组长。1980年1月

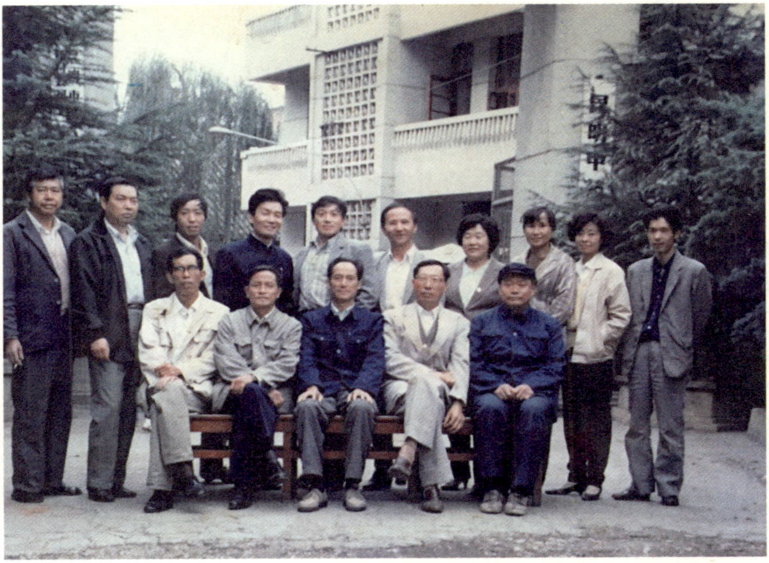

1989年8月1日彭云波（前排右二）与昆中药转业军人合影（昆中药综合档案室藏）

到任后，彭云波针对南坝厂区远离市区，没有开通公交车，职工生活工作十分不便的情况，开展了大量后勤福利保障工作。首先扩充了厂里的小卖部，除了没有衣服和鞋子外，职工在小卖铺里基本生活用品都买得到，这为厂区职工解决了基本生活需求。另外，整顿厂里托儿所（幼儿园），调任责任心强的何福京当所长，职工食堂也办了起来，从此，厂里职工再也不用中午接送孩子，为厂里女职工解决了后顾之忧。同时，对托儿所进行分班，分为大、中、小班，并选拔责任心强的老师教授孩子课程，让职工安心在厂里上班。这为厂里生产经营提供了实实在在的后勤保障。

彭云波自1969年转业到昆明中药厂到1991年退休，因在部

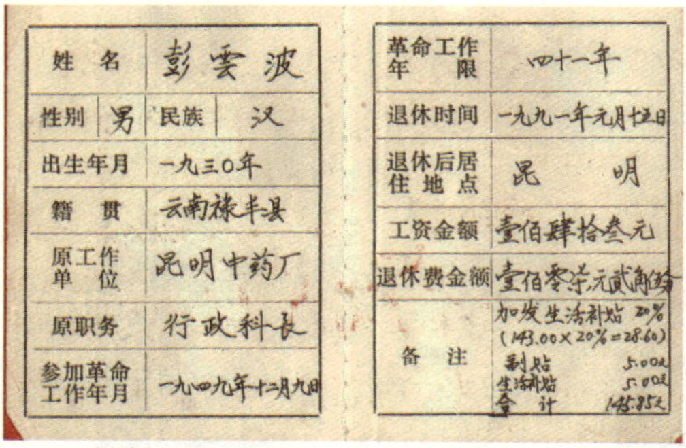

姓名	彭雲波		
性别	男	民族	汉
出生年月	一九三〇年		
籍贯	云南禄丰县		
原工作单位	昆明中药厂		
原职务	行政科长		
参加革命工作年月	一九四九年十二月九日		

革命工作年限	四十一年
退休时间	一九九一年元月十五日
退休后居住地点	昆明
工资金额	壹佰肆拾叁元
退休费金额	壹佰零柒元贰角伍分
备注	加发生活补贴 20% (143.00×20%=28.60) 副贴 5.00元 生活补贴 5.00元 合计 145.85元

1991年彭云波的退休证（彭云波提供）

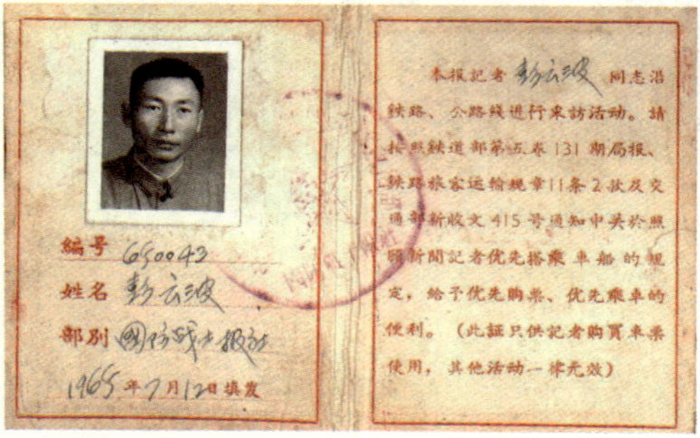

编号 650043
姓名 彭云波
部别 国防战士报社
1965年7月12日填发

本报记者彭云波同志沿铁路、公路线进行采访活动。请按照铁道部第五卷131期局报、铁路旅客运输规章11条2款及交通部新收文415号通知中央於照顾新聞记者优先搭乘车船的规定，给予优先购票、优先乘车的便利。（此証只供记者购買車票使用，其他活动一律无效）

1965年彭云波在部队的记者证（彭云波提供）

队的摄影经历，就成了厂里当仁不让的摄影师了。遇到厂里有重大接待、重要活动，彭云波就带上他的相机开始拍摄。这期间，大量的黑白照片留存至今。彭云波拍摄的照片主题鲜明、人物突出、构图合理，生动形象地展现了20世纪60—90年代的昆中药。这些照片有车间先进集体、先进个人照，有车间员工现场挑选药材、制作丸药的现场照片，也有党政工团组织各项文体活动照片，是昆中药黑白照片的典型代表。彭老如今已经离世了，但他给公司留下了一张张宝贵的老照片，讲述着辉煌的企业史。如今，这些老照片是昆中药非常珍贵的档案史料，记录和见证企业发展的足迹。

（2014年7月2日彭云波口述　陈宗凤记录）

42 中成药制造的铿锵玫瑰：刘艳

刘艳，1969年11月5日出生于云南曲靖市一个工人家庭，1992年7月从北京中医药大学中药系毕业后，进入昆明中药厂有限公司工作。北京中医药大学1987年9月招收中药系学生学制5年，刘艳是北京中医药大学5年制药学本科的最后一批学生（1988年招收中药系本科生开始就是4年制了），所以他们的专业课程，学得就相当扎实，为后来的工作奠定了坚实的基础。

临近毕业时，刘艳到厂里面试，当时的党支部书记张春新亲自面试。和蔼可亲的张书记一下就看中了刘艳扎实的专业功底。刘艳和金凌、李梅、唐荣昆等一批大学生就这样来到了昆中药。后来，刘艳历任工艺员、检验员、研究员、生产技术部经理、质量研发总监、副总经理等职务，2021年底，任昆明中药厂有限公司总工程师。她是坚守产品质量研发领域的“女战士”，是奋斗在中成药制造业中的“铿锵玫瑰”，是公司为数不多的正高级工程师。

为了能更快熟悉制药过程和质量控制要求，昆中药从20世纪70年代起，每当有新员工加入，都要安排新员工到车间轮转学习。这一传统一直沿用至今。刘艳进入公司时，从大蜜丸车

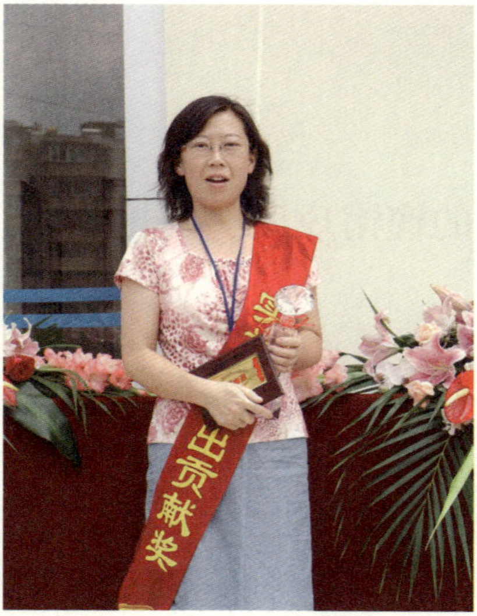

2004年7月刘艳在昆中药实施《药品生产质量管理规范》表彰大会上受奖（昆中药综合档案室藏）

间的传统炼蜜、制丸工艺开始，到水蜜丸车间的手工起模、泛丸等，都激起了她的巨大好奇和热情。之后，在质检科师承陈怡和、李文美，在检验、工艺、研发等技术岗位上，刘艳积累了丰富的实践经验，她的专业知识得到了实际运用。

2003年8月，昆中药第一次实施国家《药品生产质量管理规范》（GMP）技术改造。当时，GMP对制药行业还是一个陌生的词汇，对其条款、术语都认识，但如何与昆中药结合，如何实施？许多职工的意见却各不相同，而离GMP认证的时间却不到1年了。刘艳临危受命，任生产技术部经理，主持GMP认证工作。时间紧任务重，在公司领导的大力支持下，在同事们共同帮助下，大家群策群力在工作中学习，在学习中工作，办公室、制剂大楼的灯光经常深夜才会熄灭，临近认证检查的数周，每个人都在通宵达旦，拟定GMP标准文件、推行、验证、修改，全厂职工查缺补漏。2004年7月，昆中药公司顺利通过了GMP认证考核，获得GMP证书，生产技术条件整体符合《药品生产质量管理规范》要求，为中成药制造奠定了基础。之后，刘艳又主持了数次GMP认证，都顺利通过，使公司的生产质量管理体系更加完善。

由于初期注册标准较为简单粗放，且随着工艺技术、制药设备的更新和迭代，实际工艺与注册标准有部分不一致。2010年，根据相应法规、技术指导原则的要求，刘艳牵头组织专题组，梳理公司实际工艺与注册标准不一致的工艺点，制定了5个剂型的工艺改进研究方案，开展工艺改进的可行性、科学性、稳定性（工艺、质量）研究，取得了预期的结果。结合2005年至2010年期间工艺、质量等技术课题结果，修订完善了公司5个剂型（片剂、丸剂、胶囊剂、散剂、颗粒剂）72个产品的昆中药公司生产工艺规程（2010年版），这版生产工艺规程既符合了GMP的要求，又增加和细化了关键工艺、质量控制点，提高了工艺过程的稳定性，完善了产品质量控制指标，从而保证了药品质量。刘艳参加多项省级、市级、区级和公司的科研项目，解决了中药生产过程中的诸多疑难问题，提升了药品质量。

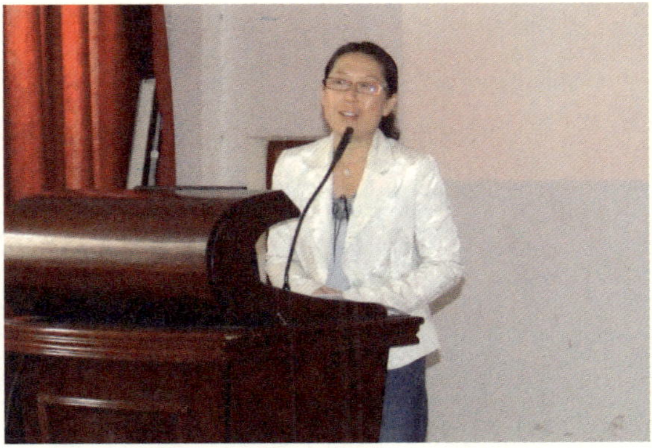
2011年刘艳在昆中药文化培训会上讲话（昆中药综合档案室藏）

2016年，刘艳再次临危受命，承担昆中药公司在马金铺新建的中药现代化提产扩能建设项目的总体工作，负责项目的技术管理、进度管理、团队管理等工作。项目体量之大，进度之紧迫，工作内容之复杂，涵盖面之广是公司前所未有的，涵盖工艺平面布局、产能测算、合规要求、物料平衡、新设备新系统引进的科学性和合规性的评估、厂房验证工作、GMP体系构建及认证、工艺技术控制、所有产品变更场地研究及申报工作等，还涉及土建、电路、给排水等工程建设方面的知识。根据昆药集团对该项目"要有技术前瞻性"的要求，刘艳和整个团队面临巨大的挑战。该项目边设计、边施工、边确认，其中的压力、艰辛可想而知。但昆中药是一个拥有技术过硬、团结一致、攻坚克难的团队，所有的困难都在同事们的智慧、汗水中陆续攻克，最终，所有新厂房的生产线一次性通过了GMP认证，并在2年内完成了所有产品的场地转移。

2018年10月，昆中药新厂试生产，生产能力大幅度提高。2019年8月，昆中药公司生产、质量、研发、采购等系统开始从南坝厂区，搬迁进入新厂区。2020年1月3日，昆中药在新厂区举行投产开工仪式，新建的制剂车间正式开工。作为参与者，刘艳亲历了昆中药公司中成药制造的崛起。

2018年12月，刘艳担任昆中药副总经理，分管研发、质量和采购工作。她敢于变革、开拓创新，秉承着干一行、爱一行、精一行的理念，带领团队在产品二次研发、全国独家品种申报、配方颗粒标准研发等领域积极探索，顺利通过上级业务主管部门的审查，获得相应的批准文件。

刘艳技术经验丰富、培养团队、管理能力突出，获得公司和员工的高度认可。她先后获得昆中药公司的"实施GMP突出贡献奖""优秀管理者"称号。2019年获得昆药集团股份有限公司授予的“昆药之星”荣誉称号。刘艳非常注重人才的培养和建设，一直本着“知无不言，言无不尽”的初心，指导、培养中青年骨干，除了攻关课题中的培训、指导外，还结合法规的更新、工作中的难点，进行专题业务培训，为公司培养了多名优秀的技术人才。同时，积极参与行业的技术交流，在云南省中药制药领域具有较高知名度和影响力。2014年至2017年被云南中医药大学聘为硕士研究生指导老师。连续两年，被云南省审核查验中心邀请对检察员进行专业培训。

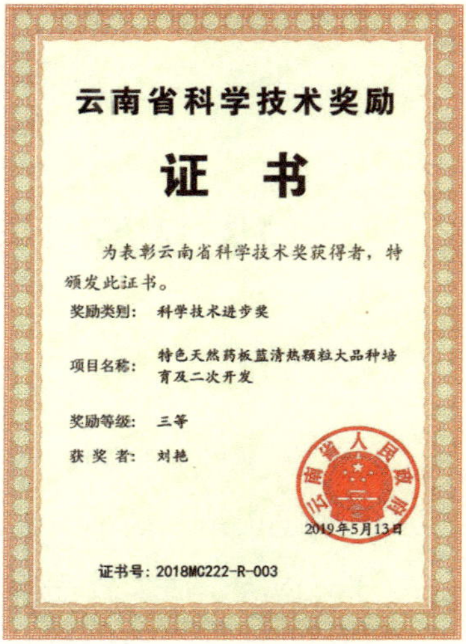
云南省科学技术奖励

证　书

为表彰云南省科学技术奖获得者，特颁发此证书。

奖励类别：科学技术进步奖

项目名称：特色天然药板蓝清热颗粒大品种培育及二次开发

奖励等级：三等

获 奖 者：刘艳

2019年5月13日

证书号：2018MC222-R-003

2019年5月刘艳荣获云南省科学技术进步奖三等奖的证书（刘艳提供）

作为一名从业32年的中成药制药业的高级技术人员，刘艳思想上坚定不移地拥护中国共产党的领导，具有良好的职业道德和社会责任感，以及积极向上的服务精神，爱岗敬业，作风正派，严格遵守行业职业操守和从业规范，崇尚科学精神，热爱本职工作，积极投身公益事业，参与捐资助学、助老助弱、义工等活动。

刘艳用行动诠释了昆中药“大药厚德，痌瘝在抱”的企业使命，她“择一业，终一生”的职业信仰，激励着后来者努力拼搏，传承创新。

（2024年9月4日刘艳口述　黄必优记录）

43 精品国药的专业配方师：杨慧诚

杨慧诚，白族，1974年6月10日出生于云南省大理州宾川县鸡足山镇沙址村一个农民家庭。1995年9月至1998年7月就读于云南大学成人教育学院经济管理专业三年制大专，取得毕业证书。

“怀着对传统中医药生产的热爱和敬畏，有幸就职于昆中药这个有着643年悠久制药历史的中华老字号企业，成为了一名中药配方员工。”2024年8月23日，接受昆中药记者采访时杨慧诚说道。配方是产品生产的第一道工序，是质量合格的基础，是源头，配方不准确将直接影响产品的质量和疗效。20年的坚守，杨慧诚，从一个普通的配方员，成长为前处理车间的配方班长，成为了一名“专业配方师”。

一、不负光阴，练就精准配方真本事

中医药配方与疗效密切相关。2004年7月，杨慧诚进入昆明中药厂，从事药材的净选配方工作。配方需要有中药专业知识，杨慧诚横下一条心，从最基本的开始学，比别人更勤奋，在工作中不断印证和运用。配药前，杨慧诚已经将中药材鉴

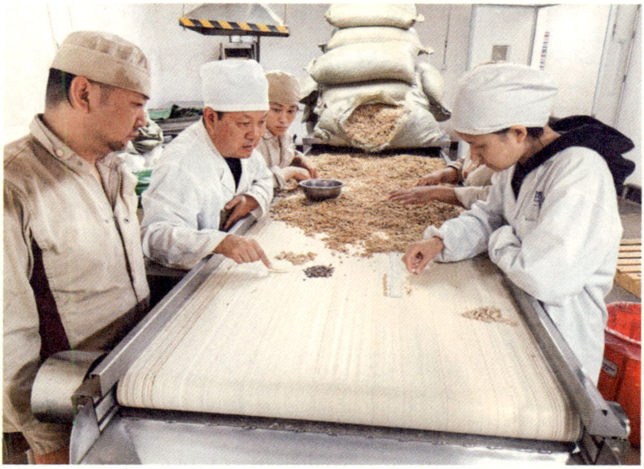

2024年7月2日杨慧诚（左二）和质保员、操作员讨论麦冬性状及净选要求（杨慧诚提供）

别、配方的组成及药材的炮制等内容熟记于心。掌握了公司所用的200多种中药材的特征和加工炮制方法。昆中药常年生产的十大剂型，如丸剂、片剂、颗粒剂、散剂等，杨慧诚都能准确掌握配制要求；一提到舒肝颗粒、清肺化痰丸、感冒疏风片等产品，杨慧诚就能马上说出生产要点、控制参数、配制要求。这样在配药中，就能快速复核和判断配方的准确性。每个中药处方，基本上都是由十几味药材组成，多到四十几味。越熟悉配方，越能有效组织好生产，控制好质量，做到“心中有数，手上有度”。

二、责任重大，坚持修炼工匠心

2004年昆中药通过《药品生产质量管理规范》（GMP）认

证后，中成药的产量日益提高。配方班承担着昆中药所有品种的配制，劳动强度大，产品数量多。越是这样，越要确保配方的准确，对每味药材准确称量、复核、贴签、封口，配方后物料集中整齐存放，使后道工序能准确领用。秉承“竭心敬方德，精诚奉锱铢”的炮制精神，杨慧诚带领的小组按质按量地完成了任务。在每天的工作中，孜孜不倦，确保了昆中药良好的产品质量。

在工作中，杨慧诚开拓思路，不断改进，引进设备、设施，提高生产效率。杨慧诚用物流车替换垫板，减少了物料转运过程中的5次搬运，降低了劳动强度。同时，改变了物料现场堆放形式，保证了物料的整齐规范。同行在参观之后，借鉴了这样的方法，现已推广到各相关企业。杨慧诚借鉴其他工序，对车间做了多项改进。例如，设计安装防撞条，以保护墙面，降低墙面修补次数；改进热风循环烤箱和带式干燥机排湿，将干燥效率提升30%；引进使用升降平台，消除车间安全隐患；优化操作间门锁安装位置，消除门锁被撞风险，降低了门锁维修成本；改进强力破碎机上料，降低了劳动强度；2022年主持“破碎机漏料改进”项目，解决了破碎机漏料泼洒问题，降低了物料损耗。随着生产任务的提高，为了保证下道工序的生产，粉碎和提取的设备都不能停。杨慧诚果断将原5天工作制模式改为分组轮换上班制，解决了生姜的清洗、破碎等部分品种难以与下道工序步调一致的问题。一项项的创新改进，使净选配方的效率不断提高。

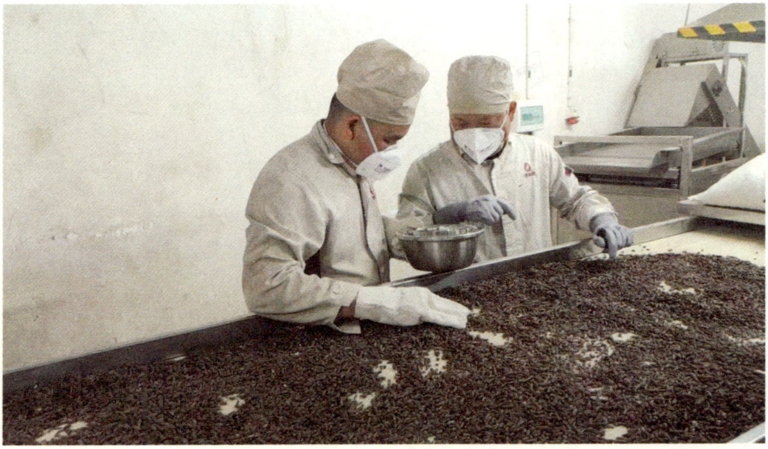

2023年12月23日杨慧诚（右）教徒弟罗怀明香附拣选要领（杨慧诚提供）

三、师徒传承，继往开来创辉煌

杨慧诚的师傅是前处理车间的主任周仲华。2004年周仲华带领杨慧诚时，车间的各个工序都得轮岗做。几个班长，如张月芳、马存柱、杨锦秀，都带领过杨慧诚等人，在又灰又艰苦的环境中破碎、粉碎、拣药、炒药、配方。搬迁到新厂后，生产条件大大改善，杨慧诚积累了丰富的净选与配方的技术和经验，并传授给青工。2017年10月，杨慧诚取得云南省人力资源和社会保障厅颁发的中药调剂员（三级）职业资格证书。2023年，杨慧诚为班组员工40多人进行培训，做新员工、实习学生的“传帮带”，培养和发掘后备人才。从2012年昆中药恢复师带徒制度后，已有5位徒弟正式拜杨慧诚为师。现配方班4位组长中，邓继鹏、罗怀明、阮小龙都是杨慧诚一手培养起来的，成为配方班的核心骨干。

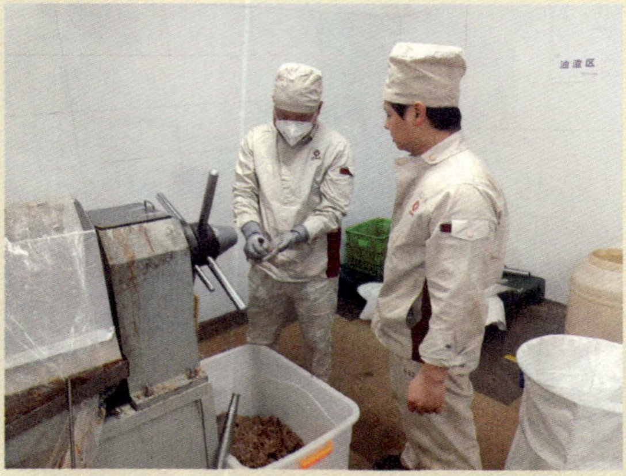

2023年12月15日杨慧诚（左）教徒弟邓继鹏榨油机的操作要领（杨慧诚提供）

四、杂质不敷，匠心净制好产品

“毋减毋糙修精品，勤心勤力志康宁”是昆中药的企业精神，杨慧诚配方班对此有着深刻的理解：选材优良，灰碎之杂质不敷；做工细腻，配方之斤两弗疏；铸造精品，精雕细琢，精益求精。杨慧诚深深地认为，只有忠于传统炮制方法，传承工匠精神，才能制造出最好的产品，这才是真正地关注百姓健康与安全，履行“大药厚德，痌瘝在抱”的企业使命。

净选是配方前的一道重要工序。拣选出杂质、异物、非药用部位以及掺假药材，才能确保产品的质量。配方班设有专门的净选组，负责净选药材。杨慧诚及同事们对净选工序流程做了优化，选用了强力破碎机、带式干燥机、洗药机、毛辊清洗机、风选机、筛选机、机械化拣选台等设备设施，并安装强磁铁，配合人工，将药材中的杂质、非药用部位等一点一点拣选出来，确保选材优良，杂质不敷。净选中，因为药材规格和所含杂质的多样性，设备很难一次清除杂质，所以需人工净选。有些杂质，依靠人工才能更有效地分拣出来。昆中药坚持在净选岗位配置足够的人员，净选人员承担了重要的责任。在净选过程中，发现原料异常，第一时间把异常情况、物料信息、供应商信息等反馈到质量部、采购部、检验中心、仓储部，提升了原料的质量，多次得到质量部的奖励。

为提高净选人员的技术水平，杨慧诚自编教材，持续开展药材识别的技能培训和竞赛。结合在工作中发现的问题，不断提高专业技能，发挥了确保质量的核心作用。2007年12月，杨慧诚荣获2007年度昆中药“优秀员工”称号。2011年和2016年两次荣获昆中药的上级单位昆药集团的“优秀共产党员”称号。2017年7月荣获昆药集团“最具匠心的奋斗者”称号。2022年7月荣获华润三九2022年度“防疫抗疫保产保供”优秀个人。2023年12月被昆中药命名为公司级非遗代表性传承人。

昆中药的精品中药，凝聚着每一位昆中药人的汗水和智慧。与大家一起奋斗的日子，让杨慧诚感受到了前所未有的充实和满足。杨慧诚说：“只要能坚持把一件普通的事情努力做好，持续做好，平凡的岗位也能造就出伟大的工匠精神。”杨慧诚带着自己的团队，在传承中创新，谱写了昆中药人一曲又一曲匠心情怀。

（2023年7月27日杨慧诚口述　陈晓英记录）

44 精通药材的炮制工：赵学平

赵学平，男，1989 年8 月20日出生于云南省楚雄州禄丰县仁兴镇清水河村委会山后村一个农民家庭。2011年毕业于云南新兴职业学院生化制药技术专业。2012年2月，进入昆明中药厂有限公司参加工作，随师傅李恒一直从事中药材炮制技术工作。

2015年9月赵学平被云南省制药工程专业技术初中级职称评审委会员评为助理工程师，次月被昆中药聘任为助理工程师。

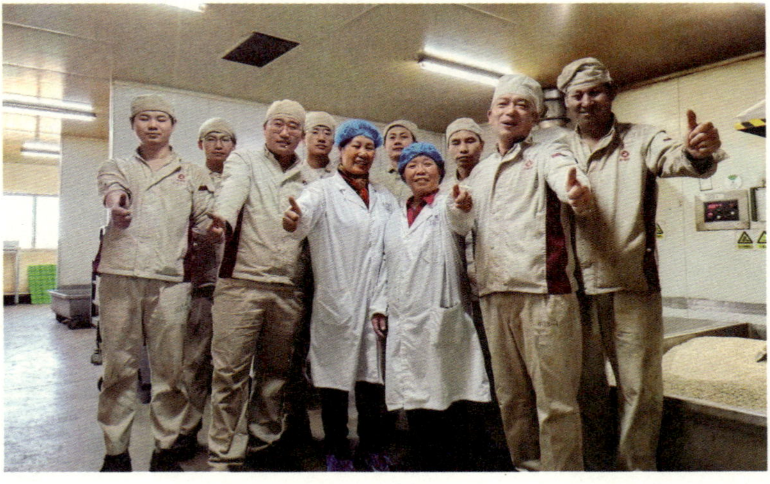

2023年7月赵学平（后排左三）与师傅李恒（前排右二）在前处理车间炒药二间跟春永仙（左三）、张元昆（左四）合影（赵学平提供）

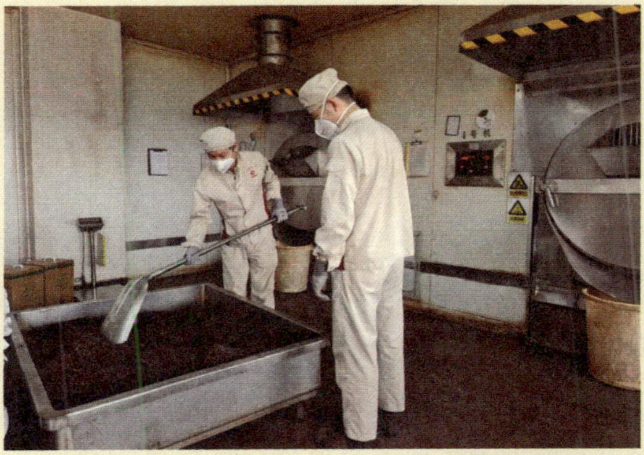

2021年5月18日赵学平（左）教徒弟杨敏醋香附的要点（赵学平提供）

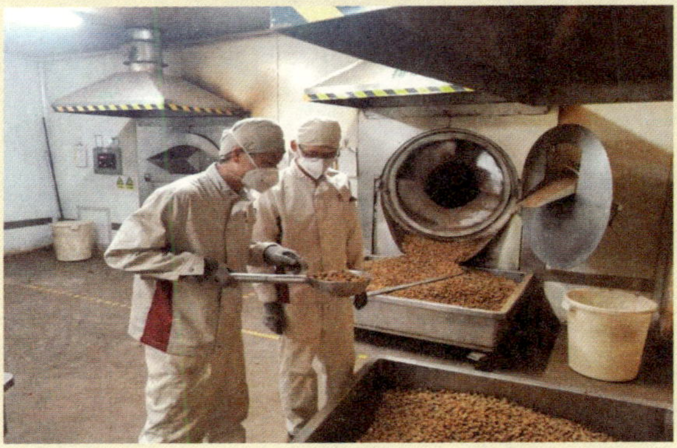

2023年4月25日赵学平（左前）教马冬盐砂仁的性状判断（赵学平提供）

2017年10月取得云南省人力资源和社会保障厅颁发的中药调剂员（三级）职业资格证书。2018年3月至2021年1月在中国药科大学中药学专业函授学习，并取得本科毕业证书。2022年11月取得药学执业药师职业资格。

谈起他学艺的经过，赵学平说："刚开始，李恒师傅对我说：'小伙子，好好学习中药炮制这项技术，现在国家缺少会这门手艺的人才，学好了将来对你有好多用处的。'后来师傅又说：‘我会把这门手艺毫无保留地教给你，但是师傅领进门，修行在个人，以后还要看你个人的造化。’我回答：‘师傅，我一定好好向您学习，学会您的技术。’从那以后，我在心里下定决心，一定要学会炮制的技术。”

“李恒师傅首先教我认识药材。每炮制一种药材时，都要认识这味药材的药名，每一味药材都有它自己的性状、颜色、气味等，还要知道他是根茎类，是果实种子类，还是叶子类、花类、矿物类、动物类等。更专业一点，还要知道他是什么科。一开始觉得怎么那么多？后来我慢慢地认识了公司里常用的几十种药材。认识了药名之后，师傅就问我：‘你知道药材为什么要炮炙吗？’我说：‘不知道。’师傅告诉我：‘可归为四个字：减毒增效。’师傅后来一样一样地教我。有了这些知识，为我后来炮制技术打下了基础。”

“学炮炙时，师傅会手把手地教我。炮、炒、煅、炙、蒸、煮、浸、煎等炮制技术中，炮炙等火制法讲究火候。每味药材要怎么炒，加什么辅料，辅料的比例，用多少温度，炒几分钟，炒到什么程度，每一步都教会我。开始，我对炒药很不熟，怕把药炒糊或者是炒不到颜色。慢慢地，我掌握了技术后，可以炒的药材越来越多。师傅教得很认真，比如麸炒白术，师傅说先称取药材量8%的麦麸，然后再称取麦麸量25%的炼蜜，加入搅拌均匀，用文火炒至麦麸色泽加深，有香气散出锅备用。之后，加入药材量10%蜜炙麸皮，用武火（280—300℃）炒，待麸皮炒到冒白烟时，加入白术一起炒，炒到白术颜色变为淡黄棕色表面略带焦斑时即可出锅，放冷筛去麸皮。

每一个细节都是师傅教的。每一次的进步都离不开师傅的教导。师傅对我们很严格，尤其是在质量上，教我严把质量关，从复核物料开始、辅料的配比、炮炙所需的温度、炒炙的时长、颜色和性状的判断，每一个环节都要认真。”

最擅长的炙法是什么？赵学平说：“现在我已经学会了师傅教的全部的炮炙技术。十年多的磨炼，我精通几十种中药材炮炙的技术和方法，比如清炒、炒焦、炒炭、醋炙、盐炙等。精准判断炒炙药材所需的火候、颜色、性状及各项炮炙技术要点。”

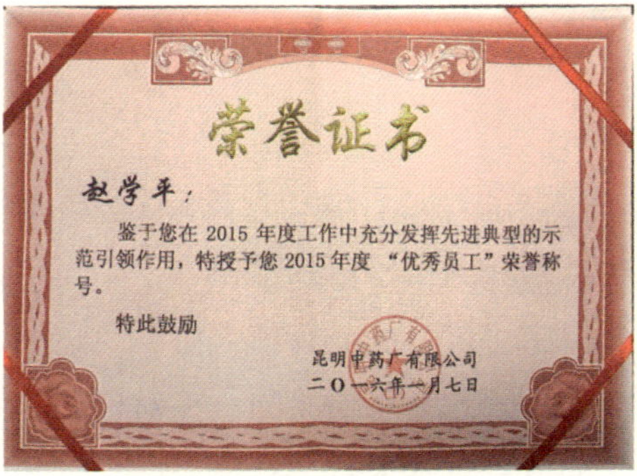

2015年度赵学平被评为公司“优秀员工”荣誉称号（赵学平提供）

最自豪的成绩是什么？赵学平说：“是新厂使用炒药机后，我和师傅核出了200多种药材的装量、温度和炒炙时间。有了这些参考数据，写进了工艺规程，让炮炙有了一个标准。按标准，再加上自己炮炙的经验，我们能产出更优质更高效的药材。”

2023年12月赵学平被昆中药命名为公司级非遗代表性传承人。赵学平说：“我今后会一直学习炮制技术，带领身边的同事做好炮制，像我师傅一样，让炮制技术传承下去。”

（2023年7月28日赵学平口述　陈晓英记录）

45 做过国家保密配方的炮炙工：邱磊

百宝丹是云南白药的姊妹方，其配方与生产工艺于2000年被列入国家秘密技术项目，车间配料员汤吉是与昆中药签订《保密协议》的老师傅，协议约定：（汤吉）须遵守单位有关保密规定，在任何时间、任何场所、任何地点不得泄露自己知悉的百宝丹配方有关技术、工艺、质量标准等情况。现在因为各种原因，国家已经解密。但是说起百宝丹的工艺，2024年8月23日，邱磊接受采访时，仍旧说："百宝丹的工艺真的相当复杂，我刚参加工作时，和汤吉师傅一起共过事，他常说我是签过保密协议的人，必须严格要求自己。"

邱磊，1982年10月1日生于云南省昆明市官渡区矣六街道办事处高庙村。1998年7月矣六中学初中毕业。自2000年进入昆明中药厂工作以来，先后掌握粉碎、炮炙技术，工作已有24年。2000年至2005年，邱磊在前处理车间承担粉碎生产技术工作。2005年至今，邱磊在前处理车间承担炮炙技术。2005年9月，邱磊参与了昆中药第一台半自动炒药机的研发和制作，2013年，参与了炮炙固体辅料的分离技术创新技术改造，2015年2月，参与了阿胶炮炙的机械操作技改项目。2016年1月，邱磊参与

CYT-1000型加大炒药设备研制，同年，参与编写的昆中药药材炮炙工艺和炒药机操作规范目前仍在生产中使用，并且发挥出重要作用。

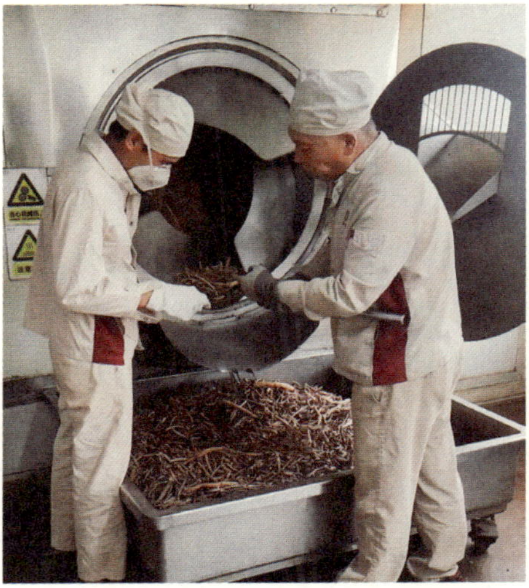
2023年邱磊（左）在跟师傅李恒学习炮炙（邱磊提供）

2000年8月至2005年8月，邱磊跟随张云双师傅学习中药的粉碎工序和中药材的基本知识。邱磊在此期间学会了鉴别药材，如观察药材表面，看颜色，口尝和嗅闻等多种方法，为他之后学习炮炙技术打下了坚实的基础。2002年11月，非典型肺炎爆发、蔓延导致南板蓝根颗粒供不应求，在张云双师傅的带领下，邱磊所在的粉碎班组承担了南板蓝根的粉碎任务，保质保量加班加点完成了车间下达的南板蓝根的粉

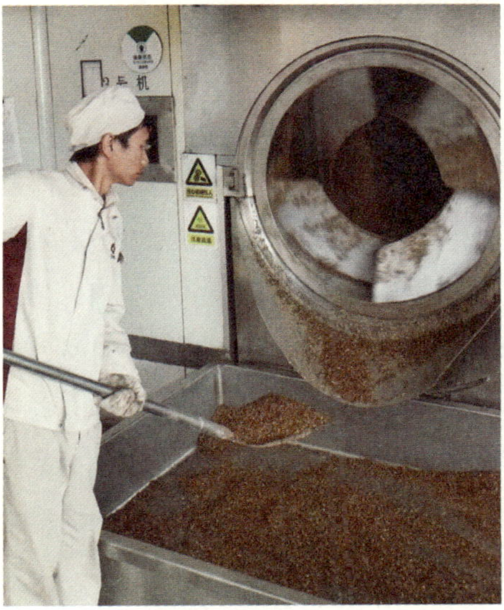
2023年邱磊在用炒药机炒药（邱磊提供）

碎任务，为成功战胜非典型肺炎，作出了自己身为制药人的平凡贡献。

炮炙是中药炮制中的火制法，是传统制药技术的核心，炮炙对中药疗效和质量产生很重要的影响。“饮片入药、生熟异治”是中药炮炙的鲜明特色和一大优势。2005年8月起，邱磊跟随李恒师傅学习中药炮炙技术和生产。早期炮炙方法还很古老，炮炙的每味药材都要用炭火加温铁锅，人工用铲子在铁锅中翻炒来完成，工序操作烦琐、劳动强度大。炮炙每一种药材的炮炙方法、炮炙的温度、炮炙的程度，都需要个人在实践中不断学习并掌握。通过李恒师傅的“传帮带”，邱磊逐渐掌握了炮炙技术。

制药工作烦琐，炮炙技术也需要耐心思考，耐心实践。邱磊在从事中药炮炙的18年中，已熟练掌握了炮炙的工艺和生产。邱磊常用的炮制方法有修制、水制、火制、水烘制。擅长的火制工艺有：蛤粉炒、清炒、炒黄、炒焦、炒炭、盐炙、酒炙、姜炙、醋炙、蜜炙、砂烫。邱磊熟练掌握了中药饮片，各种炮炙的要求，以及炮炙对药材的性味，归经的影响。

在长期炮炙技术的实践中，邱磊已总结出一套自己的经验。一是火候掌握控制要恰到好处。如舒肝颗粒中麸炒白术，要先把锅热至一定温度，再将蜜炙麸皮撒入热锅内，待蜜炙麸皮冒烟后加入白术，用中火炒至黄棕色溢出焦香气，取出筛去蜜炙麸皮晾凉备用。二是液体辅料配比要精准。如参苓健脾胃颗粒中的盐炙砂仁，先取食盐加水溶化，但加水量不能过多，取净砂仁加盐水拌均匀稍透，待盐水被吸尽后，再铲入炒药机用文火加热炒干，取出晾凉。三是药材炮炙时间管控要精准，出锅要及时。正是由于邱磊的勤学善思，邱磊熟练掌握了炮炙技术，提高了炮炙的产量。2022年邱磊所在的炮炙组共9人，总炮炙产量2200多吨。

2010年，邱磊参与协助拍摄昆中药电视专题片《中华老字号，精品昆中药》，现场讲解炮炙工艺流程并炒药。2013年6月，邱磊协助昆中药拍摄非物质文化遗产申报电视片《昆中药传统中药制剂》，背诵炮炒三字经，积极参与省市区级及公司非遗传播活动。

从昆中药实施“师带徒”制度至今，在邱磊的教导带领之下，已带出多名徒弟，如杨永刚、吴海飞、许学云等，他们都在炮炙工序，单人炮炙多种药材，独当一面，目前已成为前处理团队的主力军。炮炙技术不仅是对中药材的系统处理，更是我国中医药的传承见证。邱磊在中药炮炙的工作岗位上兢兢业业，他是昆中药的普通一员，也是炮炙技术传承路上不可缺少的一员。

（2023年7月28日邱磊口述　陈晓英记录）

46 制作片剂的工匠：陈永军

陈永军，男，1983年5月30日生于云南省楚雄州南华县龙川镇斗山村委会海埂屯村。2003年4月云南铜业技工学校高级维修电工专业毕业，进入昆中药工作。2011年7月从云南大学成人教育学院会计专业本科毕业。2013年7月从云南中医学院成人教育学院药学专业本科毕业。入职后，先在颗粒剂车间工作，两个月后担任颗粒制剂组长。2007年起，先后担任了片剂主任助理及制剂班长等多个职位，一直深耕于药品生产与基层管理工作。他精通片剂、颗粒剂的生产操作，包括片剂制粒、压片、包衣等关键步骤，同时熟练掌握胶囊剂制粒、胶囊填充以及配方颗粒工艺流程及关键控制技术。他熟悉《药品生产质量管理规范》（GMP）和现场管理。在实际工作中，他结合理论知识，实施了10余项片剂、胶囊剂等制剂工艺、设备技术改进和创新。他精通片剂制粒，带领团队，严格执行工艺要求，做出了骄人的成绩。

一、制药工匠，精心研制

2007年前后，面对片剂生产工艺规程的缺失，在车间主任银慧新的指导下，陈永军与工艺员紧密合作，完成了工艺规程的起草与梳理。通过技术创新，他们成功将片剂产能由每月3000万片提升至每月5000万片左右，显著提高了生产效率与产品质量。2012年，随着公司向“精品昆中药”发展战略的转型，陈永军积极参与了精品生产线的构建。他在牛黄解毒片、鼻炎灵片、银翘解毒片、桑菊感冒片、天麻祛风补片等药品的制粒生产中发挥了关键作用，确保了这些药品的顺利生产。

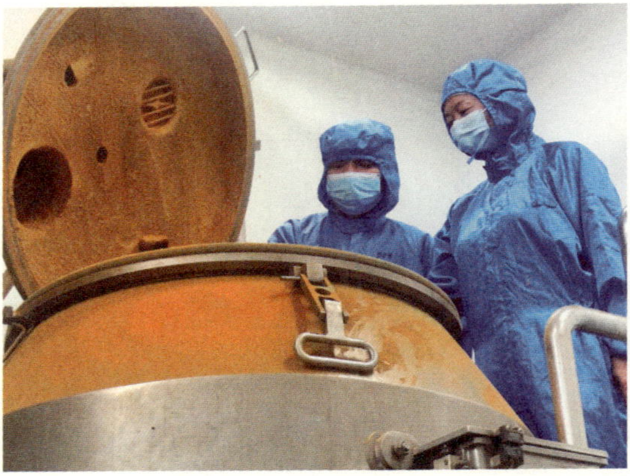
2018年3月14日银慧新（右）师傅在片剂湿法操作间指导陈永军试制牛黄解毒片制粒（杨俊杰提供）

2019年，昆中药马金铺厂房搬迁给片剂生产带来了前所未有的挑战。干燥方式的转变，对物料的可压性，产生了巨大影响。面对这一难题，陈永军带领团队做了近两年的工艺探索与尝试。通过对不同品种的工艺摸索、参数统计与分析，他们成功实现了工艺试验的突破。截至2022年年中，片剂各品种物料的可压性均得到了显著提升。

陈永军带队实施的“片剂工艺优化、提高产能”“金匮肾气片干燥工艺创新”、马金铺工艺探索等项目，多次荣获昆明中药厂有限公司年度技术创新奖。2017年10月20日，陈永军取得云南省人力资源和社会保障厅颁发的中药调剂员（三级）职业资格证书。

“陈永军班长在生活中的真诚待人，以及在新技术探索中的积极引领，都让我们深受启发。他总是身先士卒，深入一线，精准分析研判，寻找解决问题的最佳对策，以推动效能的持续提升。”非遗项目工作室成员邹俊松对此赞不绝口。

二、用心传承，培养一批徒弟

片剂制粒需要专业人才操作。陈永军在自己成长的同时，带动身边同事共同成长。2007年至2023年，陈永军“传帮带”，培养了张波、思海聪、陆大艾、秦绍明等片剂制粒工和质检员，还培养出刘方毅、欧阳龙、杨俊杰、何浩儒、蒋娜、赵宏辉等工艺员。这些徒弟，多成为片剂车间的技术骨干，有的是精通业务的班组长，有的是质量管理人员，为企业的快速健康发展，提供坚实的人才保障。21年的辛勤耕耘，陈永军不

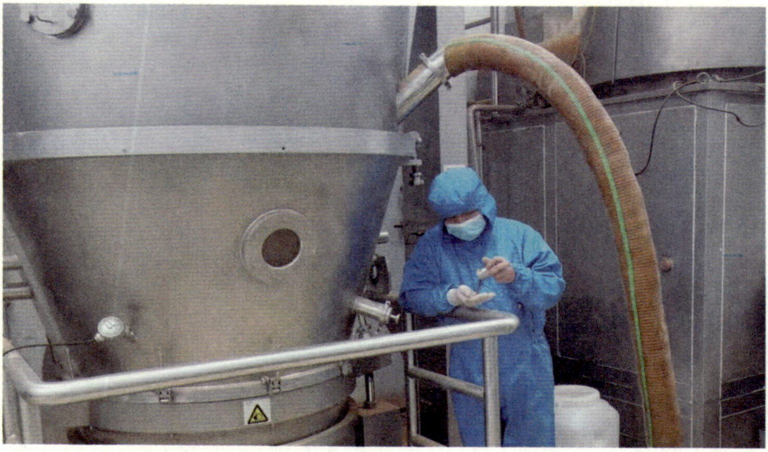

2019年10月14日陈永军在片剂制粒一操作间测试感冒疏风片干燥水分（何浩儒 提供）

仅注重技能方法的传授，更将制药人的文化素养融入其中。通过他精心的培养和引导，员工们得以迅速成长，车间在降本增效、质量提升以及现场合规等方面都取得了显著的进步。

在工作中，陈永军先后荣获昆明中药厂有限公司年度“十佳员工”“优秀员工”“优秀团员”“管理能手”，以及昆药集团“优秀员工”、昆中药“优秀共产党员”和曲靖医学高等专科学校“优秀带教教师”等称号。2023年，荣获“开心工作、快乐生活——乐成荣誉”成就奖等称号。

三、德智体美劳，匠之灵魂

在思想上，陈永军爱岗敬业，无私奉献，将个人的发展与企业的命运紧密相连。在目标上，他勇于创新，持续专注片剂制粒、干燥、总混生产操作和工艺质量控制，不断挑战自我，追求更高的成就。在行为上，他精益求精，追求极致，对待每一个细节都力求完美，确保每一项工作都能达到卓越的标准。

陈永军的付出和贡献赢得了同事们的敬意和尊重。2024年，陈永军因工作需要，被调到华润三九（酉阳）制药有限公司工作。他是同事们学习的榜样，他的故事，激励着同事们不断前行。

（2023年7月25日陈永军口述　陈晓英记录）

47 片剂包衣技术的传承人：李天国

滇源镇地处松华坝上游，属昆明市水源保护区，距昆明市区仅70余公里，近年来因其水光秀丽，成了昆明市民的休闲胜地。李天国从小长在这里，小时候最爱干的一件事情就是上山挖野生重楼，他一直好奇，这些药材是怎么做成中成药的。机缘巧合，培训完日语后，一同培训的同学7个人去了日本打工，他一个人选择来到了昆中药。

李天国，1989年6月7日出生于云南省昆明市盘龙区滇源镇大哨村委会红石岩村。自2008年7月昆明市技工学校机加工与数控专业毕业，加入昆明中药厂有限公司，入职后被安排到三车间大蜜丸，从事蜂蜜炼制及和坨的工作。经师傅阮云的指导，李天国熟练掌握了炼蜜、和坨的技术。因表现优异，2011年5月，被分配到片剂车间包衣岗位工作。接受采访时，李天国说："那是我第一次见到了包衣的整个流程，当时让我最惊叹的是一片片很难看的素片药，到了包衣之后，外观竟然变得如此细腻光滑，而且是真正的传统纯手工制作，瞬间就对这样一份工作产生了非常高的兴趣。至今，我在片剂车间从事包衣工作已有13年。从最初的辅助人员到现在成为一名技术丰富的包衣操作人员，并负责包衣班组的日常管理，已熟练掌握包糖衣和薄膜包衣的专业技术。”

2011年5月，被调到包衣岗位后，李天国在师傅王晓琼的悉心指导下，开始学习蔗糖炼制。蔗糖炼制是包糖衣很关键的一个步骤，糖浆的浓度直接影响到包糖衣的整个过程，糖浆浓度低，则包衣过程中会产生片芯不吃粉、片面包不白、片面花片等问题；糖浆浓度过高，则流动性不好，导致片面不光滑，还容易产生色差问题。经过认真学习后，李天国已熟练掌握了糖浆炼制的整个过程。

传统的荸荠式糖衣锅包糖衣，最容易出现花片、包衣后透心等质量问题。李天国便开始对薄膜包衣和包糖衣技术加以攻坚。经过认真研究，他搞清楚了为什么包糖衣需要对药片均匀搅拌，少量多次加入辅料，必须层层充分干燥。花片主要是由于糖浆浓度过高流动性不好，干燥时间不足导致的；透心主要是由于片芯水分过重、干燥时间不足而导致。反复检验检查，不断地对问题进

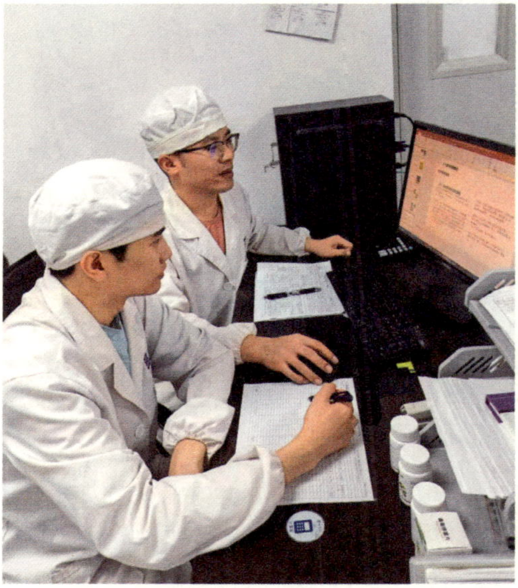

2022年10月19日李天国（右）向王光兴传授红色糖衣片包衣技术（李天国提供）

行分析研究，李天国发现采用热糖浆（流动性好）包糖衣不易出现花片，从而杜绝了片面花片的问题。经过一年多的学习和摸索，李天国已熟练掌握包衣技术。

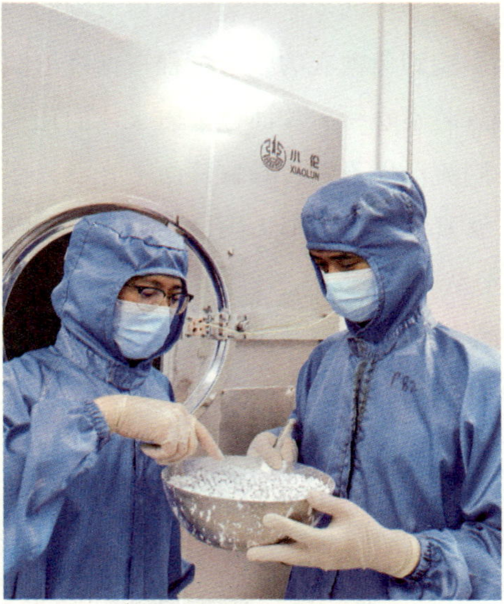
2021年3月李天国（左）向徒弟张正超讲解单糖浆层时片面光滑度的控制（李天国提供）

为了更好地提升自我，在做好本职工作的同时提升专业知识，更好提升制药技术，2013年3月，李天国报读了云南中医学院中药学专业，通过业余学习，于2016年1月取得毕业证书。

后来，他又到丸剂车间学习了止咳丸的包衣技术。学会了片剂包衣的李天国，对于学习止咳丸包衣是得心应手了。止咳丸包衣只是包衣流程的不同而已。一个月后，李天国带领郭进、许从银两位徒弟一起，进行止咳丸包衣。其间，止咳丸出现打光不亮、丸粒表面虫白蜡附着的问题，原因一是包衣过程中，单糖浆层的干燥时间不足，导致丸粒表面潮湿。二是单糖浆层的用量过多。三是打光前焖锅时药丸干燥不均匀。分析后，经采取有效措施，杜绝了此质量问题。

2014年6月至2018年5月期间，李天国和王晓琼、丁春钦共同研究传统的荸荠式糖衣锅混浆包糖衣技术，控制了大量粉尘飞扬对环境造成污染和对操作者职业病的危害。有色衣层工艺优化，主要从热糖浆、冷糖浆的流动性研究，减少了有色衣层的层数，进一步提高了生产效率。

2018年5月至2020年3月，公司搬迁到马金铺新厂区，由传统的荸荠式糖衣锅包糖衣，改进为BGB-350D型高效包衣机包糖衣。试生产阶段，李天国和丁春钦共同研究高效包衣机混浆包糖衣技术，以及各品种工艺优化摸索工作。

2020年3月至2024年8月，李天国任片剂车间包衣组组长、协助制剂班班长进行包衣班组生产、管理工作，同时对薄膜包衣和包糖衣工艺进行优化。其间，主要解决了糖衣片增重控制等质量问题。

2021年1月，李天国又对止咳丸包衣工艺进行了改革性优化，研究了止咳丸由传统荸荠式糖衣锅包衣改为高效包衣机混浆包衣的包衣技术。止咳丸包衣工艺优化，荣获昆中药技术创新鼓励奖。

2022年，李天国模范带头，配合工艺改善，表现突出，荣获片剂车间工艺支撑优秀奖。2022年，李天国负责“红色糖衣片掉皮及外观光泽质量问题”项目，解决了该问题，年度节约成本171464元。在年

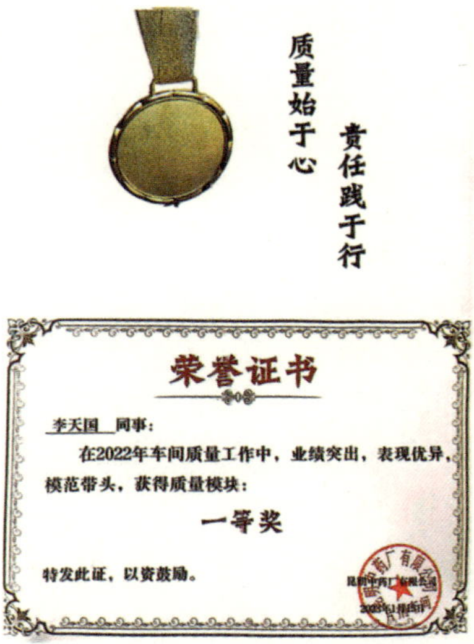

2023年1月李天国获得的质量模块一等奖证书（李天国提供）

度改善创新大赛中，荣获优胜奖。与工艺员赵宏辉对薄膜衣包衣粉用量、包衣液浓度配比做了工艺优化，薄膜包衣牛黄解毒片每班产量从132万片提升至176万片。

2022年，为了生产达到均衡，培养新进员工包糖衣及薄膜包衣的操作技能，对班组人员张志超、李先锋、钟传清、王光兴、张正超等人员加以红色糖衣片技术指导，他们系统地学习了整个红色糖衣片包衣流程，整体提升了包衣班组人均效能。

通过长期的摸索实践、经验的累积，总结了个人对包衣的一套理论体系，李天国参与了车间“标准作业指导书”教材的编写。16年的时光如白驹过隙，李天国从一名学徒到行业师傅，他始终坚守着不忘初心、精益求精，不放过任何一次学习的机会，同时他把自己所掌握的包衣技术传承给徒弟，用心地传帮带徒，极大地稳定了包衣传承队伍。

（2023年7月28日李天国口述　陈晓英记录）

48 片剂内包的优秀赛手：黄赛萍

黄赛萍，1989年4月26日出生于云南省保山市龙陵县龙山镇尹兆场村松树社。当时由于个子高、身体素质比较好，小学六年级被教练看中后，抽调来昆明体校学习，是一名击剑运动员，之前获得过云南省第十二届运动会击剑青少年女子佩剑个人第三名的成绩，2009年从云南体育运动职业技术学院毕业。毕业后，遇企业特长生招聘，机缘巧合，来到了昆中药。

黄赛萍非常热爱内包装工作。2009年7月至2010年7月，在四车间内包装组，黄赛萍由包装师傅王菊梅组长指导，开始学习泡罩包装机。入职3个月后，她独立操作泡罩包装机。半年后，她成为主机手带班操作工，对其他操作人员从设备、安全、质量方面加以培训。

运动感极佳的黄赛萍，对机械的运动适应得特别快，操作得十分丝滑。2015年8月至2016年2月，在四车间内包装组，由包装师傅张荣发组长指导，又学习瓶包装机的整条线操作，一个月后，她成为主机手带班操作，当上师傅。2016年7月至2017年2月，在片剂车间，由散剂包装师傅尹彩兰指导，学习散剂包装机生产。一个星期后，能独立操作。又一个月后，她成为主机手带班操作，带徒传艺。

这样，黄赛萍带出了3种包装线的徒弟，共13名。泡罩包装机操作的传承谱系为：王菊梅→黄赛萍→苏晓杰、龙远松、双兴波、孙世鑫、张小刚、李汉书、高玲清、杨树艳、潘韦成、万世春 。瓶包装机操作的传承谱系为：张荣发→黄赛萍→苏晓杰、龙远松、双兴波、孙世鑫、张小刚、高玲清、杨树艳、潘韦成、万世春。散剂包装机操作的传承谱系为：尹彩兰→黄赛萍→苏晓杰、孙世鑫、高玲清、龙远松、张小刚。2017年7月，黄赛萍取得云南省职业技能鉴定中心颁发的中药调剂员三级职业资格证书。2023年12月，黄赛萍被命名为昆中药第二批公司级非遗代表性传承人。

从2018年开始，黄赛萍担任片剂车间的内包组长。她精通250E型泡罩包装机、130型泡罩包装机、250G型泡罩包装机、270J型泡罩包装机、260型泡罩包装机、380DL型高速泡罩包装机、自动片剂包装机、自动散剂包装机、理瓶机、数片机、旋盖机、封口机 、贴标机、装盒机、三维收膜机等片剂内包装技术。

提高机械生产效率，是黄赛萍任职组长后的主攻方向。她和班组成员一起致力于车间设备优化技改，其中250G型自动泡罩包装机连线提升生产效率课题，荣获公司技术进步创新奖（三等奖）。片剂260型泡罩包装机捕尘装置研究课题项目，荣获技术创新奖（鼓励奖）。低速铝塑铝泡罩包装质量改善，荣获创新专项（三等奖）。在改善提案大赛中，荣获三等奖。同时，对包装设备提出改善提案33个，并获得两次“改善达人”

称号，每年节约成本总额约15万元。2021年取得快开门式压力容器证，成为包装班组唯一一个可以操作这项特种设备的人。

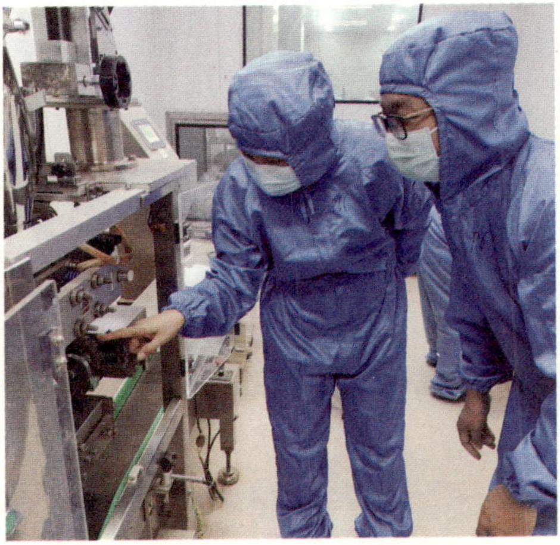

2019年3月黄赛萍（左）向徒弟苏晓杰讲解散剂包装机操作要领（黄赛萍提供）

作为一名工匠，黄赛萍把“更高、更快、更强、更团结”的体育精神，运用到片剂生产上。在她的带领下，课题组深入挖掘节能潜力，成功将250G型平板式泡罩包装机连线的模具更换时间，从30分钟缩短至10分钟，效率提升了66.66%。同时，她还推动了批号从硬打改为软打的技术革新，使生产效率再次提升83.33%。这些改进措施，不仅提高了产能，还降低了设备投入成本，为公司带来了可观的经济效益。

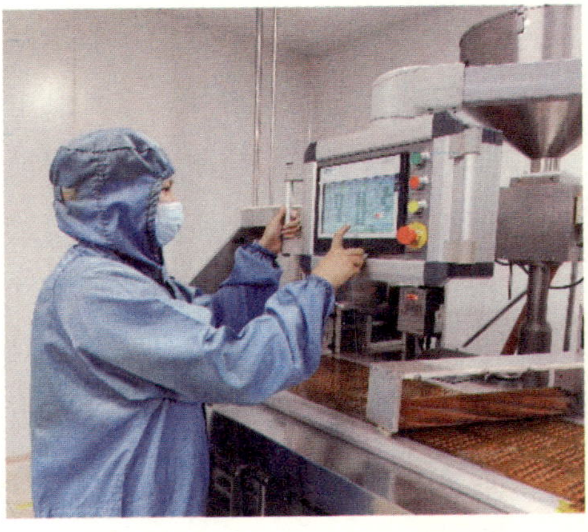

2022年11月21日黄赛萍在调试高速泡罩机参数（黄赛萍提供）

黄赛萍作风顽强，敢打敢拼，解决了一系列长期困扰生产的技术难题。她成功解决了380DL型高速泡罩包装机包材损耗较大、产能不达标的问题，使得产能增长了20%，每年为公司

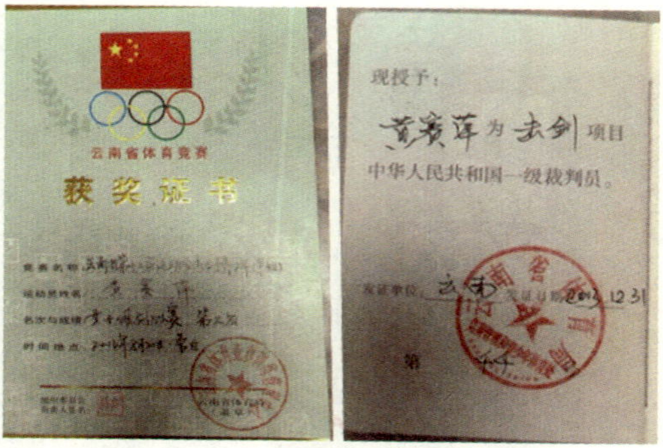

黄赛萍为运动员时的获奖证书（黄赛萍提供）

节约成本总额12万元。同时，她提出了低速泡罩包装机连线的创新方案，有效提高了人效、降低了人工成本，每班次可减少一名员工。这些成果，不仅体现了她不畏艰难、追求卓越的优秀品质，而且体现了她深厚的药品包装专业素养。“第一次来昆中药时，远远地就闻到了好浓的药味，最后分到了四车间内包装工作。之前在省队每天都要训练，一年的年假也就两天，可能是运动员身体素质比较好，反应能力强，来到昆中药这个岗位后觉得比较轻松，学起设备来得心应手。总觉得设备这个东西很神奇，从维护到保养就像照顾孩子一样，只要给予精心的照顾，设备给予的回报就非常的快，质量、安全、效率提高了后，觉得下班后就非常的轻松。在昆中药工作和生活，都觉得非常的好。工作后，同事们一起去打打球，厂内还有各种各样的文体活动，企业文化氛围特别好。在昆中药这个大家庭，特别的温馨和幸福。”2024年8月23日接受采访时，黄赛萍开心地说。

（2023年8月4日黄赛萍口述　陈晓英记录）

49 片剂外包装的快手：李金芳

在昆中药片剂车间包装组，有一位一直默默耕耘的外包装一线操作工李金芳，在长达12年的包装一线工作中，李金芳担任包装组组长，充分发挥个人技能，带领团队协作，使包装组的整体效率得到显著提升，获得了多项荣誉，被同事们誉为“外包快手”。

李金芳，白族，1992年3月10日出生于云南怒江州兰坪县金顶镇福坪村委会大利坪村。2012年4月毕业于云南省高级林业技工学校园艺花卉专业，入职昆中药，加入了外包车间。她积极跟随师傅肖建娥学习包装技能，参加培训，很快就能独立快速地保质保量完成定额产量。2013年，李金芳参与袋装精品外包装的实验，积极主

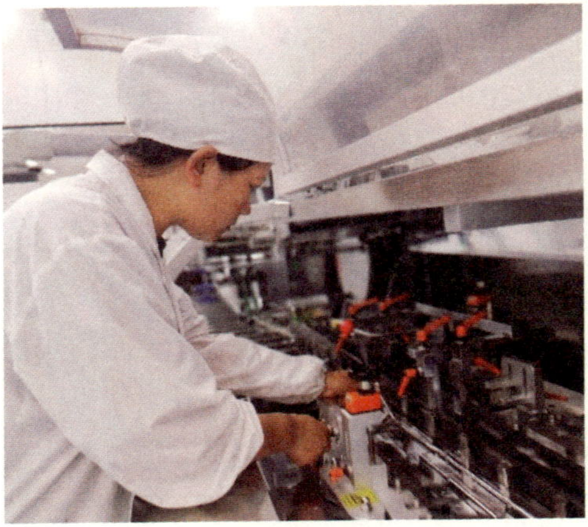

2023年8月9日李金芳在对260装盒机折舌调试（李金芳提供）

动带领同事完成各项生产任务，最终在领导及同事的支持下，担任了组长一职。2014年到2015年，李金芳陆陆续续开始接触新设备，组织小组成员，对设备进行维护保养，打破“越保养设备越难开”的现象，成为各车间设备清洁保养学习的“标杆”。2016年，从一名手工包装的操作员成功转型为一名设备主机手，荣获年度“优秀员工”称号。

2017年，李金芳取得云南省职业技能鉴定中心组织的中药调剂员三级技能认证。此时，刚好遇到厂区搬迁，李金芳代理老厂区的排班及生产事宜。在2018年进入马金铺新厂区后，李金芳在学习新设备时，表现出了突出的工作能力和学习能力，用很短的时间便能熟练掌握设备操作和品种更换调试。2020年，公司引进新设备高速泡罩机，李金芳成了第一批跟设备厂家学习操作的人员之一，参与的班组质量评优项目，荣获年度质量改进三等奖。2021年，李金芳在公司年度改进项目中荣获鼓励奖，编写修订了《380高速铝塑铝泡罩包装机标准作业指导书》。

2017年3月至2021年1月李金芳在云南中医药大学药学专业业余学习，取得了大专毕业证书。李金芳在工作的12年间，一直坚守初心，不断提升自己，其技术特长已涵盖了多个领域：能精确把握手工包装及半自动连线生产的优势；能精确把控内、外包装连线生产的质量要点；能精确把握车间150、130、260等各式装盒机的调试要点及高速铝塑铝泡罩包装机的操作要点；能熟练地操控标刻机、贴标机、全自动盒装机、给袋机、打包机、监管码系统、减重秤、三维收膜机、套袋机、喷码机、折纸机和裹条机等设备。

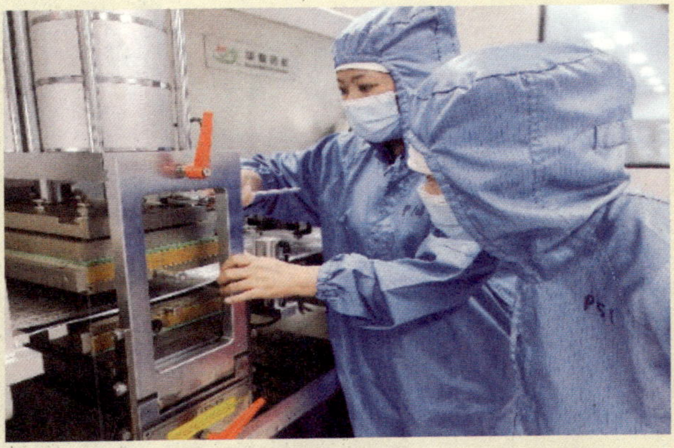

2023年8月8日李金芳（左）在教徒弟师小艳控制高速泡罩机密封性质量（李金芳提供）

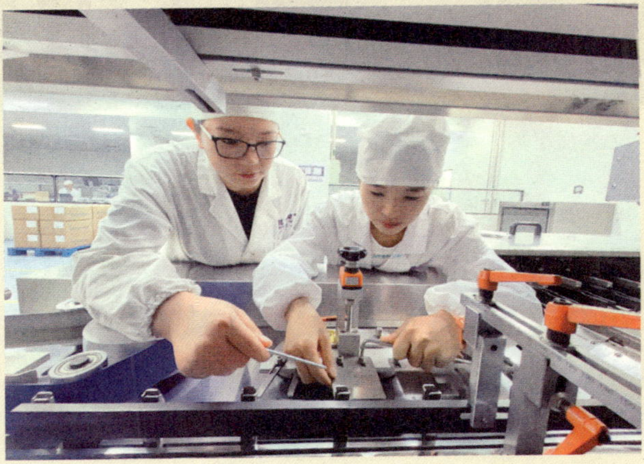

2023年7月师傅李金芳（左）在教徒弟袁碧霞调试装盒机换规格（李金芳提供）

在不断提升自己的同时，李金芳注意技术革新。从担任包装组长开始，她就积极参与生产线的改进和优化。2021年，在提案改善中荣获“提案之星”与“改善之星”；2022年，李金芳参与昆中药改善大赛，以“低速泡罩机设备优化效率提升”项目荣获二等奖，该项目使得包装的质量和效率都得到有效提升。

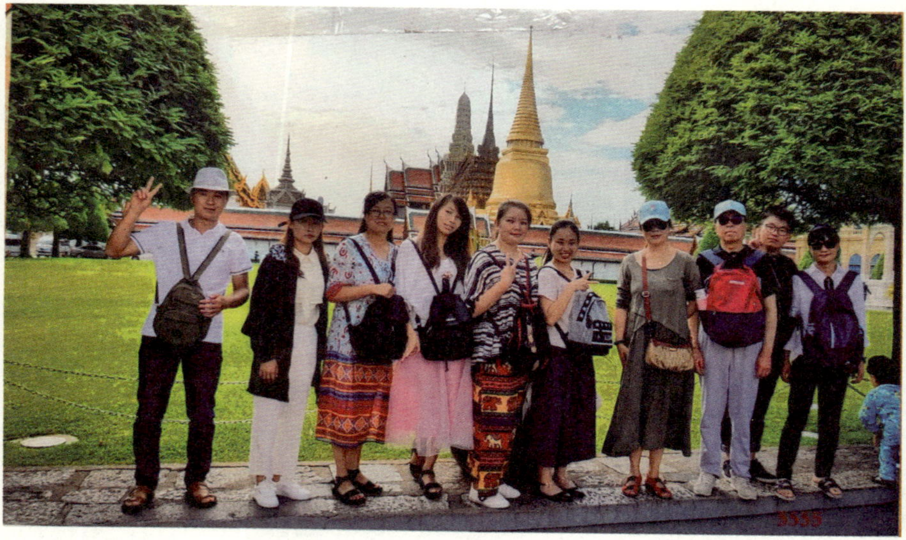

2017年6月李金芳（左五）参加昆中药优秀员工泰国游合影（李金芳）

除此之外，李金芳一直注重文化传承和精神弘扬。作为非遗传承人，李金芳深知传承中医药文化的重要性，除了积极参与公司组织的各类文化活动和培训，还注重培养新一代的传承人。在昆中药师带徒工作中，李金芳通过师带徒，累计培养了17名徒弟，为他们提供学习和实践机会；李金芳传道授业解惑，让他们精通技术，很快胜任各自岗位，确保产品质量。

在工作之中，李金芳一直坚守“精工修合丸散膏丹，遵法炮制生熟饮片”的制药理念，遵药德，守信义，肩负责任与使命，不忘初心，传承匠心，不断探索和创新，为中医药事业和昆中药的发展默默地贡献着自己的力量。她在一线默默耕耘的身影，更是昆中药广大职工的缩影。

2024年8月，李金芳在接受采访时说："昆中药作为一个有643年历史的中药制药企业，公司一直坚守的是'毋减毋糙修精品，勤心勤力至康宁'的信念，终极目的绝不是只是为了盈利，而是要承担企业责任，为医生、患者提供满意的药品，为社会作出应有的贡献。我没有什么出众的能力，但我相信勤能补拙，我始终觉得勤奋是第一位的，要有着常人难比的耐力。在工作中，我讲求团队合作，完成高额产量必须要依靠团队，个人能力再强也是有限，团队面对困难能够精诚合作，共同探索解决办法。同事之间能够以互相欣赏的心态，彼此协助，共同成长。"

（2023年8月4日李金芳口述　陈晓英记录）

50 保险子的泛丸能手：沈应辉

沈应辉，1978年7月27日出生于云南省宣威市格宜镇龙山村委会2组。2000年，从云南省国防技工学校机械加工专业毕业，招录到昆明中药厂，至今已有24年。同一批来的同学有杨耀、肖支平等7人，如今都成了机修、设备等岗位的专业能手。刚到公司时，沈应辉被安排到昆明中药厂呈贡牛头山基地随张元昆、黄桂芳师傅学做百宝丹散剂的保险子。当时的负责人是石

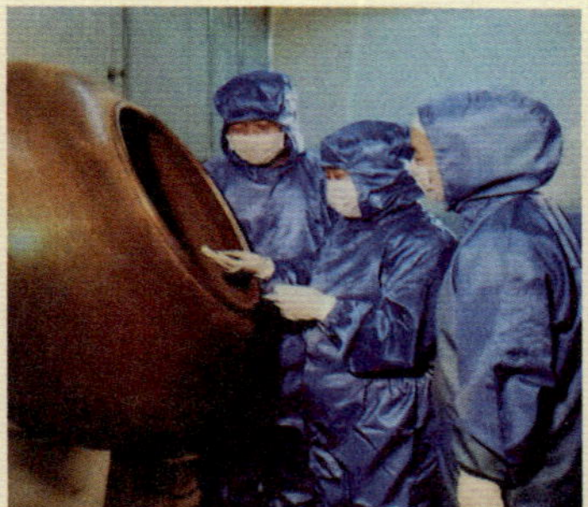

国家级非物质文化遗产代表性传承人张元昆（中）传授沈应辉（左）及师姐姜秀英起模技能（沈应辉提供）

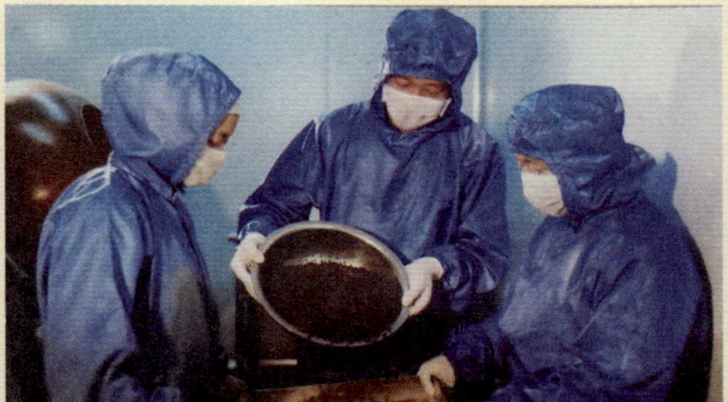

国家级非物质文化遗产代表性传承人张元昆（右）传授沈应辉（中）及师姐姜秀英泛丸操作技能（沈应辉提供）

勇。百宝丹散剂是昆中药143个产品中唯一需要做保险子的产品，是国家保密配方，沈应辉成了少数做过保险子的人。

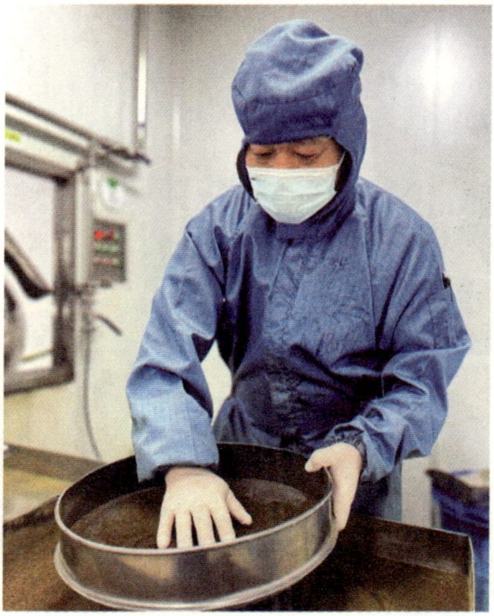

2023年8月沈应辉在做起模展示（沈应辉提供）

2004年起，沈应辉开始在丸剂车间泛丸工序工作，主要承担丸剂的起模任务，利用独特翻拌技巧，熟练的调配黏合剂技能，为后续工序提供优质的丸模，尤其擅长一些特殊品种。例如，药粉黏性较大品种有口咽清丸、六味地黄丸、金花消痤丸、生三七丸、熟三七丸等；药粉黏性较小品种有丹栀逍遥丸、加味逍遥丸等。沈应辉利用自己熟悉药粉性质的特点，解决了黏性药粉容易产出不合格药丸的问题，如金花消痤丸、口咽清丸粘黏和脱壳的问题，以及橘红丸色差的问题。

沈应辉精通起模工序，对起模技艺精湛。起模是泛丸前的过程，也是最重要的一个阶段，其性状决定丸粒的形状。因各品种药方组成不同，各药材黏性不同，使得药粉或黏或散，成型药丸粘在锅上或相互黏接在一起，造成药丸不能在糖衣锅内顺行，从而出现不合格品。通过多年的学习和总结，他创造了一套翻拌技巧，能够快捷有效生产出合格的丸模。这个技巧被广泛运用到泛丸、盖面等工序，解决锅体较大而丸粒较少不

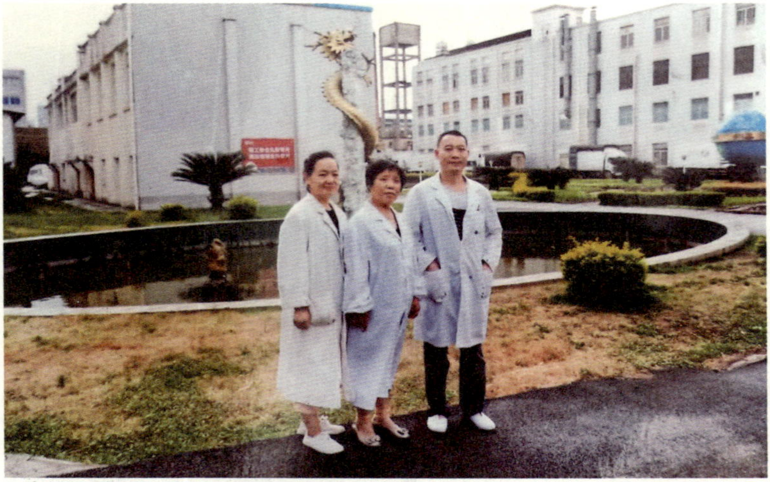

2013年沈应辉（右）与师傅张元昆（中）、师姐姜秀英（左）在南坝老厂区的合影（沈应辉提供）

能在糖衣锅内顺行的难题，加快泛制速度，提高了生产效率。2008年，沈应辉荣获昆中药“专业能手”称号。

在生产过程中，沈应辉不断地解决质量问题。因丹栀逍遥丸外观色差问题较严重，成立了“丹栀逍遥丸生产工艺改进课题”小组，解决了该问题，荣获昆中药2017年度管理与技术创新鼓励奖。2020年在昆明中药厂有限公司年度质量评优项目中荣获个人质量二等奖。2021年至2023年，担任车间泛丸工序多能工的带教师傅，并获得“优秀教练”荣誉称号。在昆明中药厂公司2022年度质量改进项目中，承担的“丸剂色差和流动性”改进项目荣获鼓励奖。

沈应辉对丸剂车间23个品种的成分了如指掌。善于分析药粉的特性，能更好地把丸模泛制好，如六味地黄丸，较黏，容易起坨。六味地黄丸各药材的黏性不同，它们组合在一起后，药粉黏性较强。因药粉的成分改变不了，便从黏合剂蜂蜜下手。通过黏合剂的调整，适当降低药粉和蜂蜜黏性，这样，在起模过程中，丸模易成形，起好的丸模外观圆整，色泽一致，大小均一，为后续工序提供合格的丸模。利用黏合剂来中和药粉的黏、散程度，从而调整药粉的黏性，以便顺利起出合格的丸模。

沈应辉掌握了许多泛丸技巧。例如，橘红丸容易出现色差，因橘红丸中含有化橘红，干燥温度超过一定程度，丸粒表面则有花斑。因此在制备或干燥过程中，温度不能超过一定温度。加味逍遥丸，黏性较差，有点散，不易黏结，在盖面过程中易脱壳。因此在盖面时，使用的黏合剂加入适量的蜂蜜加强黏性，会使盖面后的丸粒表面牢固不易脱落。

“24年的坚守，24年的热爱，24年的成长，企业成就了现在的我，让我从一颗新星，成长为一名合格的药工。伴随着24年的风风雨雨，让我体会到每一个行业做精做强的意义。”采访时沈应辉感慨道。笔者感到，有了这些能工巧匠，以及他们严谨认真、精益求精、一丝不苟的精神，昆中药才成为大众信赖和喜爱的企业。这样的企业，给了我们很多生活的底气，让我们一路披荆斩棘，向前冲锋。

（2023年7月26日沈应辉口述　陈晓英记录）

51 泛丸盖面的多面手：许从银

许从银，1974年8月20日出生于昆明市禄劝县茂山镇茂山村委会横沟村。1994年8月，进入昆明中药厂。20世纪90年代，因国家的扶贫政策，昆中药与禄劝县有关企业形成业务对接关系，在贫困县禄劝采购当地的一些道地药材。在时任厂长鲁少龙倡导下，提供了禄劝32个就业岗位，许从银和王永正、龚光付等人就这样一起进入了昆明中药厂，许从银被分到了五车间。那时候，他刚刚20岁，师从殷丽华班长，制作水蜜丸。这一干，就是30年。

初进公司时，许从银跟随殷丽华、赵谨英等师傅，学习起模、泛丸、筛丸、盖面工作，生产止咳丸（水丸）、口咽清丸，即阮氏上清丸（浓缩水丸），掌握了水丸、浓缩水丸的操作技能。1999年7月，跟随王兰先师傅学习橘红丸（水蜜丸）的盖面技术，掌握了水蜜丸的生产经验。2001年7月，跟随李小妹师傅学习感冒疏风丸（水蜜丸）、轻身消胖丸（浓缩水蜜丸）。在30年的工作中，从事盖面操作的时间最长，熟练掌握丸剂的盖面操作技能，精通丸剂全部剂型（水丸、浓缩水丸、水蜜丸、浓缩水蜜丸）的盖面操作，是泛丸中盖面的多面手。

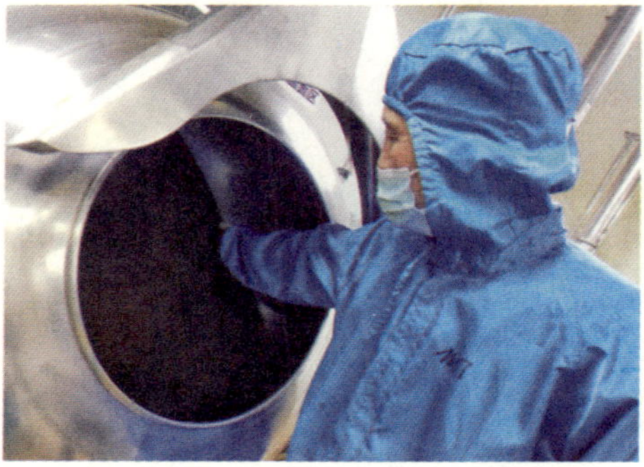

2010年许从银在盖面（许从银提供）

盖面是指将已经筛选合格的丸粒，继续在泛丸锅内做表面处理的操作，是泛制法中的一道重要工序，关系到产出的丸粒质量。许从银精通丸剂车间23个品种盖面操作技巧，能够根据各物料的不同特性，在工艺范围内灵活调配合适的黏合剂盖面；根据品种特性，能够精确掌握不同品种的盖面黏合剂用量及盖面时间。

精品出自不断地改善。在丸剂生产整个过程中，许从银主动协助车间工艺员反复试验，改善干燥温度，大幅度提高生产

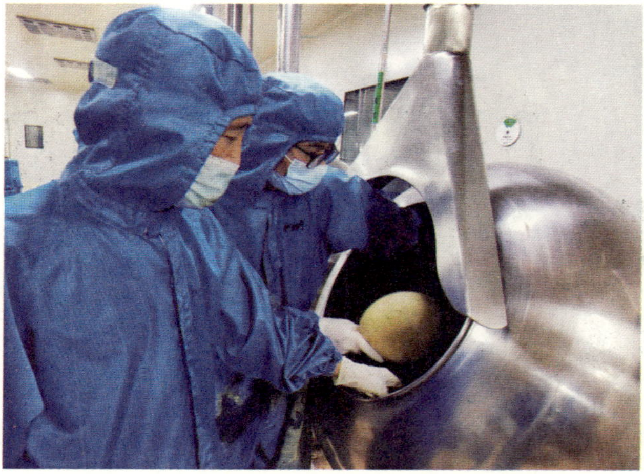

2010年许从银（左）在教授徒弟李根远盖面（许从银提供）

效率，降低了设备投入成本。丸粒干燥后出现脱壳时，分析品种物料特性，找到源头，主动跟工艺员协调，调整黏合剂，同时加长盖面滚锅时间，使丸粒表面更加紧实，不易脱壳，消除品种脱壳情况。改善后，全年生产批次全部合格，一次合格率100%，药品质量提高了，生产效率大为改善。

金花消痤丸在生产中，丸粒表面易脱壳、表面不光滑，俗称“花椒丸”。因该品种为浓缩水丸，生产中炼蜜用量较少，盖面时丸粒粘黏，药粉强度不大，且药粉较为松散，细粉粒度较大，盖面时丸粒粘黏度不佳这些是导致脱壳、“花椒丸”产生的原因。为改善丸粒质量，2022年他们将该品种盖面用黏合剂并更改调配方法，调配蜜水，首先增加盖面黏合剂的黏度，

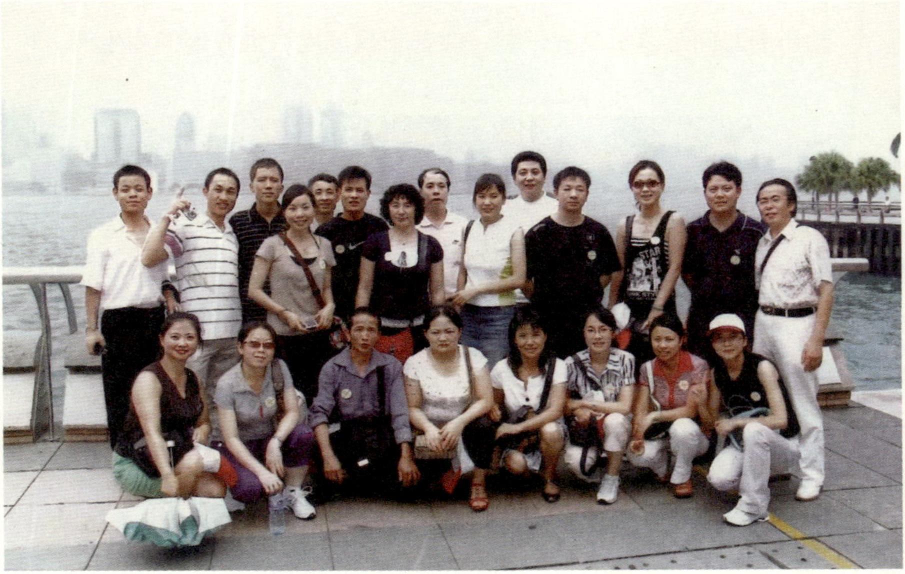

2009年许从银（后排左三）与优秀员工在香港旅游合影（许从银提供）

其次，在盖面前，先将盖面粉过筛，使盖面粉更细，改善丸粒表面不光滑的现象，接着增加盖面滚制时间，最后一道盖面物料加入后，将时间延长，使其丸粒跟随锅体转动，滚至均匀紧实，解决丸粒脱壳的问题。这项改进，在生产中，降低了成品的质量风险。

2022年，许从银参加“口咽清丸工艺优化技术”项目，经过摸索，控制黏合剂喷洒量、每道盖面滚至时间，采用多次少量加入盖面粉等方式，降低“双胞丸”的产生，提升了产品的收率，获得昆中药管理及技术创新鼓励奖。

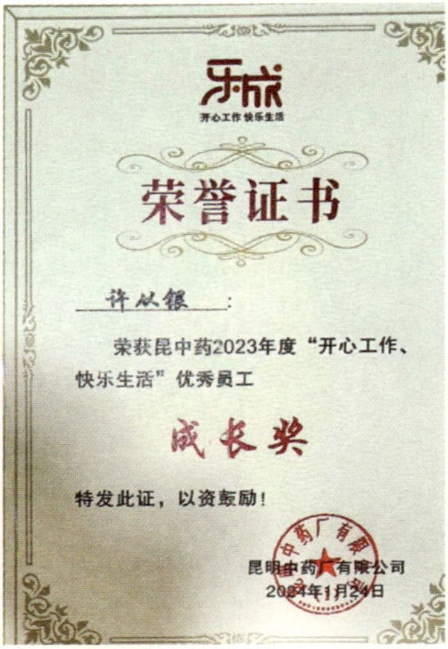

许从银荣获2023年度“开心工作、快乐生活”优秀员工成长奖

在多年的工作中，因表现突出，许从银多次获得公司“优秀员工”“工会积极分子”“生产标兵”等荣誉称号。

许从银作为一名非遗代表性传承人，立足本职工作，奋力争先，勇毅前行，将起模、泛丸、筛丸、盖面等技术相融合，践行了“大药厚德，痌瘝在抱”的企业使命。通过学徒制，采用“传帮带”等形式，培养了李根远、朱翠品等5名徒弟，把制药技术传承下去，为丸剂车间人才培养贡献自己的一份力量。

2024年8月23日采访的最后，许从银动情地说：“对于昆中药我觉得就是我的另一个家，领导和同事如同我的家人。永远记得2009年我因先天性心脏病，公司组织捐款14700元，领导同事关怀我，是我一辈子的感动和感恩。来了昆中药以后，娶了媳妇，盖了房子，做了手术。2024年儿子参加工作了，觉得自己的一切都是昆中药给予的。”

（2023年7月26日许从银口述　陈晓英记录）

52 丸剂内包装的技术控：罗凤梅

罗凤梅，女，汉族，1989年7月13日出生于云南省开远市中和营镇响水下寨。2008年，毕业于云南省国防技工学校计算机数控技术专业，分配至昆明中药厂有限公司工作。从跟师学习，到独立操作铝塑泡罩包装机和十列填充包装机，再到内包装组组长，16年的点滴积累，罗凤梅把数控专业知识运用在生产上，成为操作智能包装机的技术控。

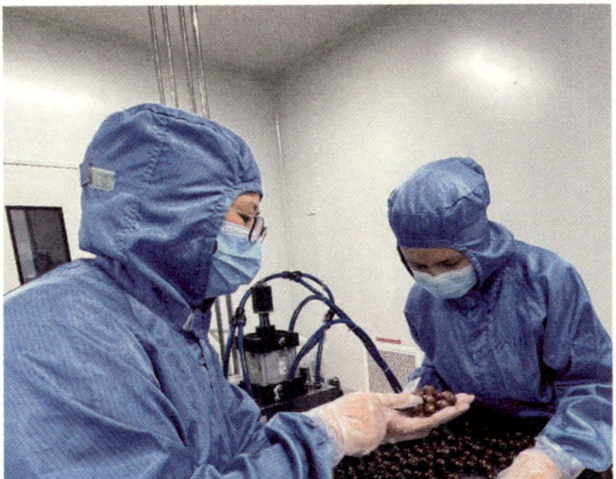

2024年师傅阮云在教徒弟罗凤梅（右）大蜜丸泡罩内包装技艺（罗凤梅提供）

2008年至2011年，在昆明中药厂有限公司三车间大蜜丸工序包装药品，罗凤梅跟随阮云师傅（昆中药传统中药制剂区级非遗代表性传承人）学习操作大蜜丸铝塑泡罩包装机，先学习泡罩包装机的工作原理，再试着开机，按工艺要求，检查蜜丸外观、色泽、软硬度等。泡罩机是操作员手工将蜜丸加入泡眼内，很讲究操作技巧：用手轻轻将蜜丸扒进泡眼，手速要均匀，力度适合，眼观蜜丸是否已存放在扒药平台上，以及泡罩是否缺粒，及时调整，与上下工序配合好。师傅细心教导，手把手教，自己不断练习加料手法和拣药手法，不久，就学会了这一技艺。后来，罗凤梅传授技术，带出了1个徒弟，徒弟能熟练掌握大蜜丸泡罩包装设备的操作要点及质量控制点。

2011年，由于丸剂车间水蜜丸包装人员缺乏，罗凤梅被调岗至水蜜丸包装工序，学习三边封包装设备（天津机、大松机）操作。刚开机时，拉膜老是会裹进横封上面。后来，经过师傅现场带教，按照师傅的方法操作，学会了三边封开机包装，能顺利安装数粒板和包材、调试袋长、控制装量，以及三期更换的操作，独立开机，按质按量完成生产任务。

2013年1月，因产能及市场消费需求，包装工序新增设备SK单列、四列和六列条式包装机。当时在南坝厂区，新设备进厂后，在刘丽秋的带领下，罗凤梅被安排去配合设备厂家安装及调试设备。在调试过程中，通过工程师系统的教学，在短时间内，她掌握大量技术操作方法。与三边封包装相比，条状包装生产出的水丸、水蜜丸，包膜条形设计美观，装粒方便，易撕口方便用户。师傅教她，安装好碳带要手动旋转一下碳带轴和收带，凭手感应轴承能轻松带过，锁紧螺丝，不能太紧或太松，否则会引起碳带被扯断或带上的批号漏打而返工。后来，碳带打印改为钢字头打印。这些技巧，节能降耗，提高了效率。

2017年，公司丸剂水蜜丸工序新增10列充填式包装机，实现了智能化升级，配备了先进的传感器和控制系统，能够实现自动称重、小袋装量，并把这些信息及时反馈至设备操作员，实时调整包装参数，实现智能化、自动化的包装生产。智能化的设备提高了生产效率，但同时对操作工带来了一定的挑战。面对困难，罗凤梅没有退缩，向牛冲华师傅学习，多问、多看、多动手，不断地实际操作，终于顺利操作10列填充式包装机，圆满完成生产任务。

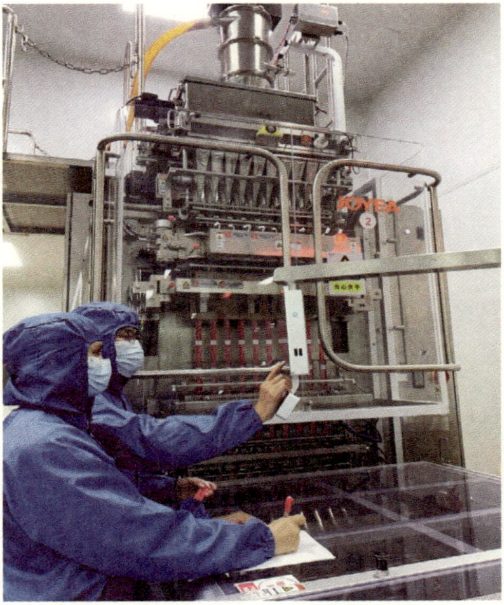

2024年师傅牛冲华在教徒弟罗凤梅（左）10列充填包装机技艺（罗凤梅提供）

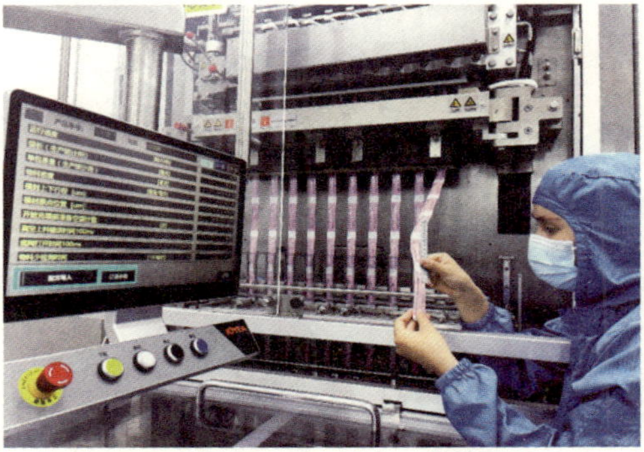

2020年12月30日罗凤梅在测量10列填充包装机的带膜（罗凤梅提供）

2020年1月，罗凤梅取得云南中医药大学药学专业的大专毕业证书，担任丸剂车间丸剂包装组组长，承担丸剂包装的现场管理、技术带教、质量、安全和产量管理工作。罗凤梅积极与设备厂家工程师沟通，针对问题，一步步探索，借助车间开展的精益生产工具、课题、单点课程（OPL）、改善提案等10多个项目，从人员、机器、物料、法规、环境等因素中，优化设备性能和操作，解决了10列填充式包装机、条状封背机、装盒机、整理机等新机器中的20多个问题，促使10列包装线的单班产能由最早5万袋/班，提升至16万袋/班，发挥了智能化机器的优势。多次获得昆中药公司质量改进奖、管理与技术创新奖。同时，言传身教，先后培养10列包装机合格主机手10余名，辅助车间编写及持续修订10列包装机标准作业指导书。

面对这些成绩，2024年8月23日，接受昆中药非遗办采访时，罗凤梅谦虚地说："在很多人眼里，包装工作不是技术活，但我觉得药品包装不仅是一份高技术工作，而且是一份中药现代化的责任和使命。车间每天晨会我都比别人到得早，每天会去做工作计划和工作复盘，每天都有新的收获。如今被命名为公司级非遗代表性传承人，身上多了更多责任。自己的所作所为代表了公司，必须更加担当。丸剂内包装技术水平，还有待我们去进一步提高。"

（2023年7月25日罗凤梅口述　陈晓英记录）

53 石建芬："黑珍珠"的传承者

丸剂是一种古老的剂型，也是昆中药640多年传承下来的传统剂型。昆中药丸剂车间承担了56个丸剂药品的生产，占公司产品的39%。2024年有大蜜丸、浓缩丸、水丸、水蜜丸等代表性剂型。在消费者眼里，昆中药的丸药"外表相当漂亮"，在丸剂车间制剂班员工的眼里，每粒药丸都是那样浑圆光滑，如黑褐色的珍珠一般，称之为"黑珍珠"。制剂班班长石建芬就是制作"黑珍珠"的代表性传承人。

石建芬1977年6月14日出生于云南省昆明市西山区南坝村。1994年昆明中药厂"八五"总改建设项目征用南坝村的土地，石建芬一家的土地、房屋被征收，厂里采取多途径安置被征地的村民，向被征地村民提供工作岗位。石建芬因此被招录进昆明中药厂，做泛丸工作。在泛丸岗位上，石建芬坚守30余年，积累了丰富的操作经验，精通泛丸技术，擅长起模、泛丸、盖面、焖锅抛光等技艺，是"精诚奉锱铢，竭心敬方德"佼佼者。

刚进公司时，中药制药是新鲜事物，石建芬对此充满着兴趣与热爱。她跟随殷丽华、杨俊英师傅学习水丸泛丸制作，生产止咳丸、阮氏上清丸。约3个月，石建芬就能独立熟练地生

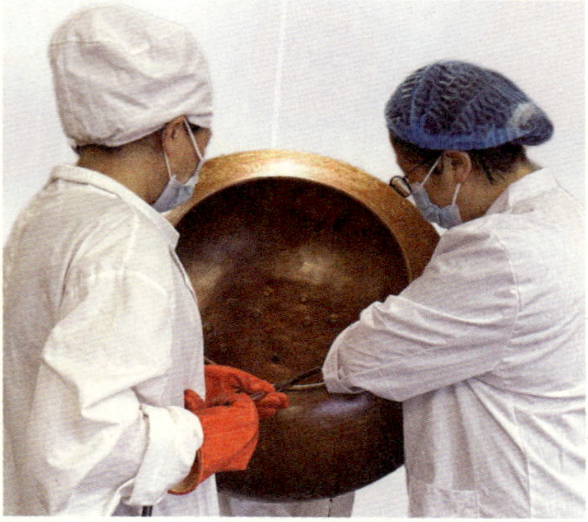
1994年石建芬在丸剂车间跟师傅殷丽华（右）学习泛丸操作（石建芬提供）

产。1996年5月，石建芬跟随殷丽华、赵瑾英、普凤英学习水丸泛丸，掌握起模、下模、泛模、盖面技艺；跟随尹金晶师傅学习药用炭包衣；跟随银慧新师傅学习烤房、烤箱干燥工艺摸索及操作。1998年2月，任五车间泛丸班组长，昆明中药厂开始水蜜丸泛制法生产，生产清肺化痰丸（水蜜丸）、六味地黄丸（水蜜丸）等，殷丽华负责指导、教授操作经验，工艺员银慧新师傅负责收集、统计和调整工艺参数，石建芬负责开机操作。师徒合作，顺利完成了任务，石建芬的操作技术更加熟练。

2004年3月，石建芬任五车间泛丸班班长，带领10多名员工生产水丸、水蜜丸。2012年，跟随银慧新师傅摸索水丸、水蜜丸塑制法工艺，收集数据，探究机器塑制法生产。塑制法，与泛制法相比，操作简单、高效，是一种广泛采用的新方法。在师傅们的带领下，石建芬圆满完成了塑制法工艺摸索和标准拟定，成功实现机器塑制法生产。2015年2月，“止咳丸、橘红丸塑制法工艺探索”项目，获得昆中药公司管理与技术创新三等奖。

2018—2020年，昆中药生产体系从南坝厂区搬迁到马金铺厂区。石建芬在银慧新等人的带领下，承担水丸、水蜜丸等18

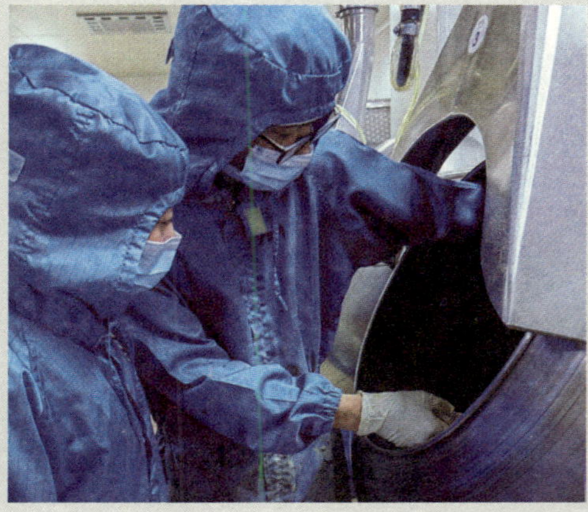

2015年4月石建芬在丸剂车间指导徒弟左旭锋（右）泛丸（石建芬提供）

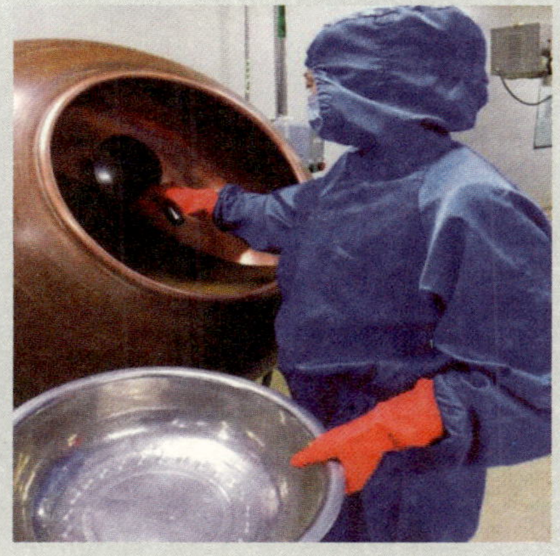

2018年石建芬在丸剂车间进行清肺化痰丸盖面操作（石建芬提供）

个产品转移生产、工艺技术改进，参与产品评审、生产资料编写等工作。2000年，丸剂车间面临筛丸工序瓶颈，石建芬提出创新方案，对筛丸机进行设计、改进、创新，增加变频器、改进集料仓、优化安全快卡，智能通用筛片创新，使得过筛效率提升30%，丸粒过筛均匀度提升20%，荣获昆中药公司技术创新二等奖，并申报技术创新专利。

到2024年，担任了20年泛丸班班长的石建芬，技术技能已相当高超了。泛丸操作，她已能独当一面。手一捏就可以估摸出药粉的性质，舀一勺就知道蜂蜜的比重、含糖量，药丸一嚼就可辨认水分、崩解情况……类似的技巧数不胜数。经过长时间的沉淀和磨炼，通过感官她也能辨别药品的质量。

石建芬不但注重个人成长，也积极带徒传艺，培养后继人才。她毫无保留地将泛丸制作的经验和技巧传授给徒弟们，

1998年至2024年，共培养朱海英、张春力、郭进、左旭峰等19名徒弟，这些徒弟已成为丸剂车间重要的技术骨干。石建芬将多年的技能经验编写成操作标准——《泛丸、起模、制丸、抛光岗位标准作业指导书》，涵盖操作要点、质量控制点、工艺关键点、异常情况处理等技艺精髓。该书实用性强、规范、全面，图文并茂，内容丰富，在2021年度丸剂车间第一期多能工标准作业指导书评选中，被评为“优秀教材标杆”。

石建芬将终身学习贯穿到自己的工作中，尤其注重提高自己的知识水平、专业业务能力，获得制药工程助理工程师、中药调剂员等技术职称。荣获昆中药颁发的19项专业技术创新奖项，“优秀员工”“十佳员工”等荣誉称号。

2023年12月，石建芬被命名为“昆中药传统中药制剂”公司级泛丸非物质文化遗产代表性传承人。石建芬自豪地说：“作为一名泛丸非遗技艺的传承人，肩负着中医药文化发展的责任。我要以身作则，坚持学习，不断丰富专业知识，提高技艺，秉持‘大药厚德，痌瘝在抱’的使命，认真做好每一粒药，守正创新，精业笃行，把我们的泛丸技艺发扬光大。”

昆明本地人大都熟知昆中药，常对昆中药的药品赞不绝口，这不仅是因为昆中药继承了一批昆明地区的经典药品，更是因为有一辈辈药工精益求精的做工。昆中药把做良心药、做放心药的理念，根植到每个员工心中。正是像石建芬一样的一线员工，严守“精工修合丸散膏丹，遵法炮制生熟饮片”的制药信念，才赢得用户“品质高”的称赞。

（2023年7月26日石建芬口述　黄必优记录）

54 杨萍：用心做事的外包装工

杨萍，1976年10月30日出生于云南省曲靖市陆良县马街镇海界村委会象咀村13组。2001年加入了昆明中药厂有限公司，是公司级“三期打印”非遗代表性传承人，从事药品外包装生产已有23年。药品三期打印指将“生产批号、生产日期、有效期至”信息打印到外包装上，必须保证内外包信息一致、同时保证打印清晰明确，不能存在模棱两可的信息误导患者。简单的事重复做，重复的事用心做。用心做药品外包装，杨萍成为智能化生产中技艺高强的人才。

杨萍师承宗继芸，系统学习了三期打印的标准操作、喷码机调试方式方法、杜绝信息打印错误的注意事项。不久，她就都能熟练操作。“工作中要认真、仔细，看好并确保每个纸盒三期位置端正、字迹清晰可见，要让每个用户都能一目了然看清信息，让患者买到安全、放心、有效的药品已成为我的初心和使命。”杨萍说。

自从业以来，每天都在和三期打交道，从未收到缺少三期信息或者是三期信息不完整的投诉和反馈。这是杨萍最引以为豪的事。因为药品无三期或三期不清晰都是假药，已经深入他

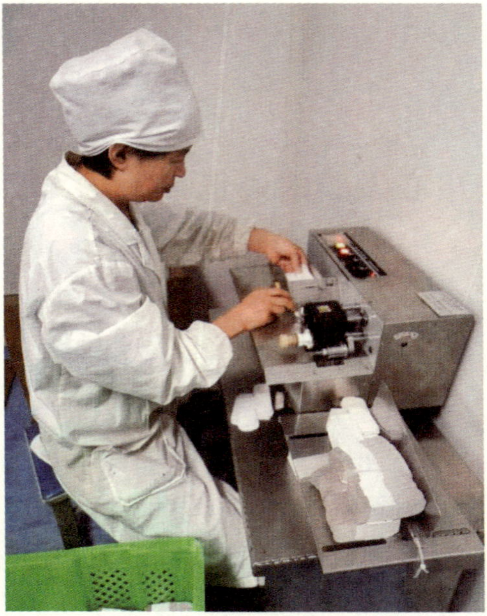

2011年10月杨萍在昆中药外包装车间用DK打印机打印纸盒三期（杨萍提供）

们的意识里。

随着产品技术不断地进步和市场需求的变化，药品包装行业迎来了许多重大变革，特别是在2012年，随着网络时代的来临，药品生产开始推广使用电子监管码赋码系统管理。引入这一技术，不仅大大提升了药品包装的生产效率，而且使得消费者和监管部门能够便捷地查询药品的生产信息。杨萍所在的包装班组，根据要求，积极参与学习并掌握了电子监管码的操作。提起那段难忘的经历，杨萍说：“因为刚刚接触时，系统频繁报错，以至于每天晚上睡觉做梦都听到‘重复’‘错误’的声音。”通过自己坚持不懈地摸索、调试，最终熟练操作。从最开始的三期到电子监管码的学习、掌握，再到能培训徒弟，杨萍付出了巨大的努力，她始终保持着谦虚、好学的心态。2015年4月任外包装1组组长。

为了适应高质量发展需要，公司引入了一系列生产流水线的包装设备，并对现有设备做了更新和升级。杨萍积极申请参加学习新设备的安装调试和操作培训，从输送带、检重秤、喷码机、裹条机、电子监管码赋码系统、封箱打包一体机等设备的使用操作和维护都能准确掌握。通过这些培训和学习，提高了智能化包装设备的运作原理和调试技巧，为车间的生产效率和产品质量提升，作出了贡献。2016年12月，杨萍被昆中药公司评为优秀员工。

2018年至2020年，昆中药搬进新厂区，丸剂车间扩充产能。杨萍又适应变化，主动学习内包十列充填机、大蜜丸外包装全自动盒装机、JHI100盒装机、C200盒装机、捆扎机的标准操作规程。在学习中，不断自我提升设备调试操作技能，摸索、掌握了设备的运行原理、性能和结构，以及设备生产过程中常见的异常处理方法。2021年，参与的“十列充填包装连线设备产能优化”课题获得昆中药公司生产技术部颁发的二等奖。

2022年4月，JHI100盒装机在生产不同的品种或规格的成药中，因纸盒大小不等，纸盒易损耗，切换困难。对此，杨萍自创JHI100盒装机根据纸盒尺寸快速切换方法，经过验证，该方法能快速精准在多品种之间切换，机器运行顺畅，方法可行。杨萍编写了一套《JHI100盒装机标准作业指导（AM）手册》，对操作工组织了详细的培训，使调机更加稳定，生产效率大大提高。

杨萍从传统手工包装生产到全自动化设备包装应用的转变发展，见证了昆中药药品包装的巨大变化与技术进步。在药品外包装20多年的工作中，杨萍不断提升自己的技能和知识，积累了丰富经验，解决了许多技术问题，提高了生产能力，增强了团队竞争力。

杨萍积极承担公司的“师带徒”传承任务。她把在昆中药积累的专业知识毫无保留地传授给青年员工。为公司培养了杨曼、杨红霞等10余名三期打印、设备调试等人才。在师带徒过程中，杨萍作为师傅把自己所学得的工作技能和经验进行“一对一”培训，本着“传帮带”的精神，认真负责带教工作，对徒弟每月进行理论+实操考核，从安全操作规程、质量标准操作规程、工艺抽检控制要求、记录填写要求等方面，认真耐心讲解。作为模范教练，杨萍所带的徒弟能快速掌握各项操作技能，很快就能独立操作，并完成生产下达的各项生产任务，提升了团队的工作效率。在她的带领下，2021年至2024年，丸剂车间包装组11次荣获“生产标兵班组”称号。

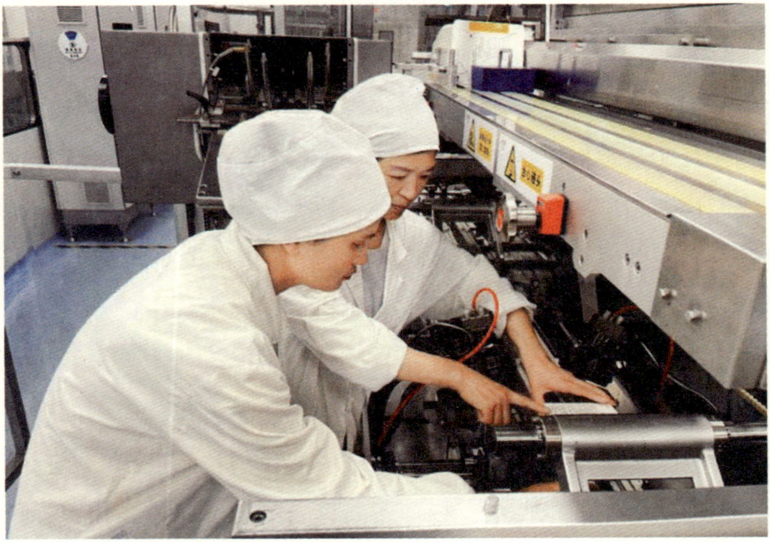

2022年7月杨萍（右）在丸剂车间教徒弟调试品规切换（杨萍提供）

药品外包装是药品质量管理的重要部分。2001年1月1日起，《药品包装、标签和说明书管理规定（暂行）》开始施行，对外包装的信息做了规范。杨萍说："外包装不仅仅是三期打印，还涉及包装机和纸盒。因此，要提升包装质量和产量，就必须优先保证设备的性能运行完好。"

（2023年7月26日杨萍口述　黄必优记录）

55 李莉：智能化外包装的第一代传承人

李莉，白族，1992年2月5日出生于云南省怒江州兰坪县金顶镇福东村3组。2012年4月毕业于云南省高级林业技工学校园艺花卉专业，进入昆明中药厂有限公司，从事药品外包装工作。2014年至2019年，昆中药外包装逐步引进半自动包装机、全自动包装机，实现了机器代替人工外包装的转变，李莉正是这一阶段的亲历者和见证人。这5年，李莉从手工包装工转变为机器包装工。此后，她一直是十列连线外包装段的主机手，成为智能化外包线开通后的第一代传承人。

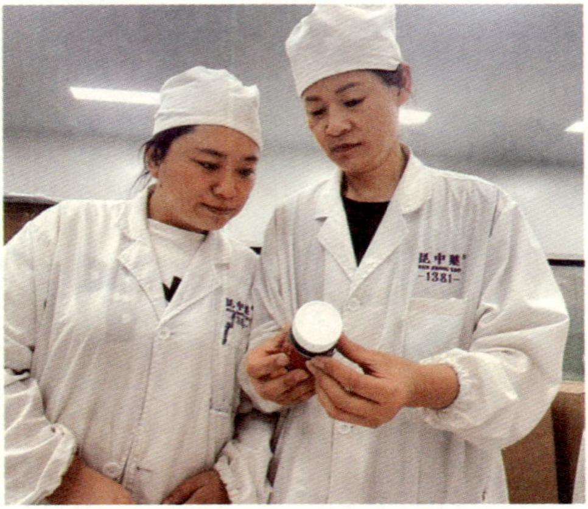

2012年李莉（左）在丸剂车间向师傅李艳芳学习贴瓶包装技艺（李莉提供）

2012年4月，李莉进入昆中药，师承李艳芳，学习手工包装的方法和技巧。

2014年公司主推“中华老字号、精品昆中药”，推出精品国药金匮肾气丸、丹栀逍遥丸等一系列产品。包装方式改变为条袋包装（20袋）。在整个包装过程中，条袋包装的难度系数较高，双手按照左手3袋右手2袋的手法包装，装1盒药时双手拿药的动作需要4次，单班产量13件，包装动作缓慢，每天需要加班加点才能完成生产任务。李莉主动寻找合适的包装手法，自创包装手法，双手装药左手10袋右手10袋，效率大大提升，单班包装产量得到一定保证。李莉把这一手法传授给李艳娟、何萍芬、杨红霞等操作人员，总体产量得到提升，产量由13件提升为15件，解决包装难题。

2014年，随着半自动线体的引入，李莉开始接触第一台设备——三维全自动包装机。起初感觉操作很艰难，由于是第一次接触设备，对设备不熟悉，记不住设备的质量控制点，当时感到很焦虑。经过一点一滴记录，下班后再做总结，慢慢地对设备有了进一步的认知，加上领导和同事的鼓励，李莉满怀激情地学习和掌握了操作要领。经过不断地学习，先后掌握了标刻机、全自动高速束带机、喷码机等多台设备操作，具备了排除设备故障和处理问题的能力。2017年3月至2020年1月在云南中医药大学药学专业业余学习，并毕业。2018年李莉任丸剂车间外包装2组组长。

2019年12月，丸剂车间逐步引进十列填充式包装连线，李莉被安排作为第一批学习人员，跟随设备厂家的工程师学习机器操作。首先学习每个品种的特性，了解每个品种的尺寸，在操作过程中，李莉发现在品规切换中，按照设备上旋扭参数来切换品规，会影响调机效率。每切换一次品规，需要耗费一个班（8个小时）的时间，影响一个班产150件。例如清肺化痰丸

（6克×12袋×150盒），会损耗更多包材（每切换一次品规会损耗300—500个小盒），李莉大胆改变调机方法，按照盒子尺寸来调试，再结合设备的工作原理，总结出一套调机方法，得到了车间领导的肯定。她把方法编写在《JHS装盒机标准作业指导书》中，之后在所有品规切换时都用此方法来切换，降低了调机时间，由原来的8个小时降到了3个小时，产量每班提升了95件。清肺化痰丸（6克×12袋×150盒），包材耗损降低到（50—100个）。通过每个品种的生产验证，证明这一调机方法行之有效。

2021年3月，李莉参与的“十列充填包装连线设备产能优化”课题，荣获昆中药公司精益课题二等奖。

李莉掌握所有品种的调机方法后，把这些方法毫无保留地传授给新员工，培养出罗凤梅、陈丽萍、阿怀义、杨红霞等6名徒弟，全部都能独立排班操作。

为了规范生产，李莉把外包装技术整理成工艺规范。2022年5月，编写《大蜜丸连线标准作业指导书》，形成操作标准。李莉作为教练，培训4人，通过理论和实操考试，上岗验证4人，能支持独立排班操作。2022年7月，编写《事前关联标准作业指导书》，形成标准化。李莉作为教练，培训2人，通过理论和实操考试，上岗验证2人，能支持独立排班操作。

设备性能的优劣直接影响到产品的质量，而设备的保养是提高设备性能的主要因素，为此，作为班组长，李莉每周按照设备保养计划，每周五交接班时，和白、中班人员一起进行保养并附有保养记录，然后对保养的情况进行检查并统计。2023

年3月，李莉编写《大蜜丸ZGJ-150装盒机AM自主保全手册》《枕包机AM自主保全手册》《ZSH-160自动装盒机AM自主保全手册》《JHS装盒机AM自主保全手册》，提高操作者的保养认识，规范保养设备。

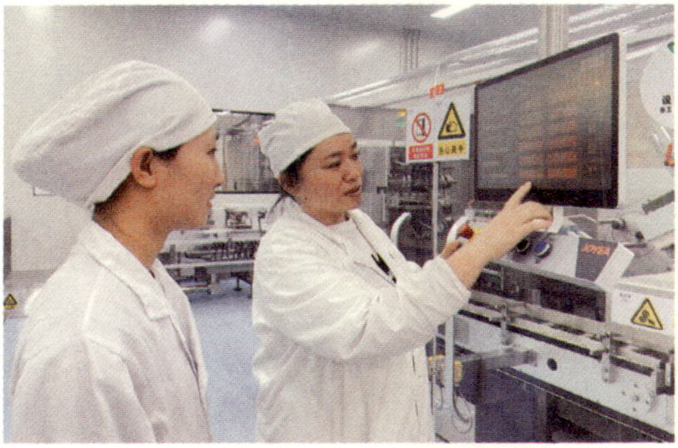

2022年李莉（右）在丸剂车间教徒弟陈丽萍装盒机参数调试要点（李莉提供）

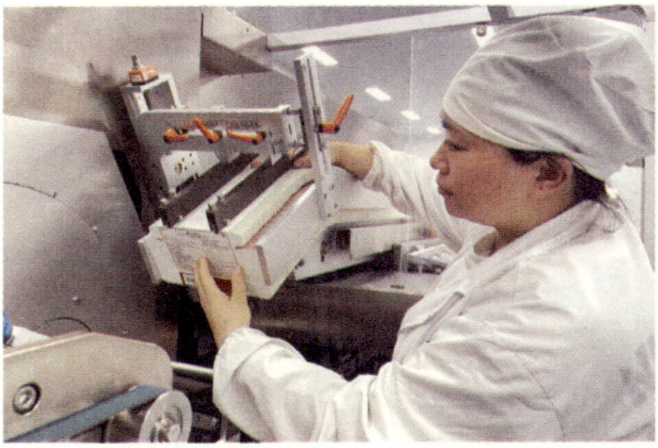

2022年李莉在丸剂车间调试装盒机盒胚输送（李莉提供）

“多年的工作经验，让我养成了善于发现问题和思考问题的习惯”，在接受采访时，李莉说，“工作中的所感所获、生产中的每个问题，我都会认真记录并总结，通过精益生产工具和改善提案的方式，编写出来，传授给其他同事。质量是生产过程的积累，只有在生产过程中层层把关、点点控制，产品质量才能得到保证。”李莉表示：“以后的工作中，我会持续学习，持续改善，时刻谨记质量要求，保质保量完成生产任务。”2023年丸剂车间创下了生产25万余件的辉煌业绩，2024年生产供应链端的员工们，将持续推进技术创新，向市场提供更多的国药精品。

（2023年7月25日李莉口述　黄必优记录）

56 杨海文：大蜜丸制作的传承人

杨海文，1989年6月20日出生于文山州丘北县温浏乡路酬新村。2008年1月毕业于云南铜业高级技工学校机电一体化专业，进入昆明中药厂有限公司，师承昆明市西山区区级非遗代表性传承人（大蜜丸）阮云，在大蜜丸岗位上制作了16年。2012年10月担任丸剂车间大蜜丸及液体制剂组长。杨海文是大蜜丸制作的新一代传承人。

蜜丸是指药材细粉用蜂蜜为黏合剂制成的丸剂，根据药丸的大小和制法的不同，又可分为大蜜丸（即每丸在0.5克以上的丸）、小蜜丸（即每丸在0.5克以下的丸）。大蜜丸可防止中药易氧化成分变性的问题，且炼蜜黏合力强，与药粉混合后丸不易硬化，可塑性好，制成的丸粒光洁、滋润，服用时具有崩解缓慢、药力持久、易于吸收、药性缓和等特质，多用于慢性病和需要滋补的疾患。2024年昆中药正常生产的大蜜丸有19个，大蜜丸制作技艺及其传承人是国家级非遗“昆中药传统中药制剂”生产的一个重要脉络和载体。

杨海文进入昆中药后，被分配到丸剂车间大蜜丸炼蜜工序。蜂蜜炼制是保证大蜜丸质量的关键起始步骤，炼蜜的目的

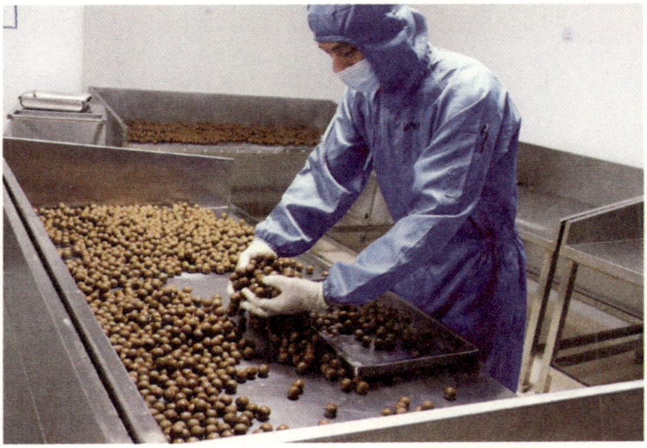

2010年杨海文在丸剂车间大蜜丸晾置间晾药丸（杨海文提供）

是除去杂质、破坏酵素、杀死微生物、蒸发水分、增强黏性。开始，由于从来没有接触过，杨海文觉得异常复杂，但在师傅的悉心指导下，逐渐认识到炼蜜的程度分为嫩蜜、中蜜、老蜜三种状态，根据温度、时间掌握炼蜜的程度，逐渐产生了强烈的好奇心，明白蜂蜜具有抗菌防腐的作用，使得大蜜丸无需添加其他辅料，同时改善口味，于是对中医药、对大蜜丸产生了深厚的热爱。

“后来学习调配、和药、制丸、包装等工序都能得心应手。回首过去自己始终没有放弃，将师傅的技艺传承下来，也得益于师傅不遗余力地传授。从懵懂少年一路走来，教我为人处世的道理，将她数十年的经验和知识都传授给我。我对她有着深深的感激之情”，杨海文深情地说。炼蜜的程度、药粉的含水量、药粉的调配、和药后的干湿情况，以及成因，杨海文通过眼观手摸就可以分辨出来。所有这些，都是杨海文如数家珍的经验技巧。

2012年10月起，杨海文负责大蜜丸工序全部工作。在工作中，杨海文始终坚守“大药厚德，痌瘝在抱”企业使命。只有用心做好药，才能做出药到病除的良药。在迎接各项指标检查时总能超额完成，充分发挥企业先进典范和带头示范作用，得到了领导和同事们的一致认可。

2014年，柏子养心丸出现和药后药坨散等问题。在师傅的带领下，车间成立改进组，根据《中药药剂学》理论，通过不断地测试和验证，最终通过降低炼蜜后的蜜温，增加混合时间，增加药坨黏性，使药坨软硬适中，从而解决了柏子养心丸的难题，提高了产品质量。通过这件事情，杨海文更加坚定了自己传承创新的信心。当年公司为表彰杨海文在岗位上作出的突出贡献，授予他“优秀员工”荣誉称号。2016年1月取得云南中医学院（今云南中医药大学）中药学专业函授大专毕业证书。

2021年，蜜丸组是用经验调配蜂蜜与药粉的，稍有不慎就会出现水分超标的风险。杨海文查阅《中药制剂分析》，提出先检测药材细粉的水分值，通过计算测算出成品药丸的水分值，反向推算出炼蜜的含量，再来调配。经过不断地测试和验证，大量的数据收集，最终制定了药材细粉水分值的内控标准，建立了根据药材细粉水分值炼蜜的先进方案，成功解决了药丸成品水分超标的问题。

2016年至2024年，杨海文通过“传帮带”等师带徒形式传授技艺，成功培养出史江涛、余雪峰、李刚、曾忠玲、耿春梅等8名大蜜丸制作徒弟，现在他们都能独立完成大蜜丸制作，承担炼蜜、调配、和药、制丸、包装等工序任务，2021年李海文获得“优秀师傅”的荣誉称号。2022年杨海文参与“标准作业指导书”教材的编写，杨海文从师傅那里接过传承棒后，又将

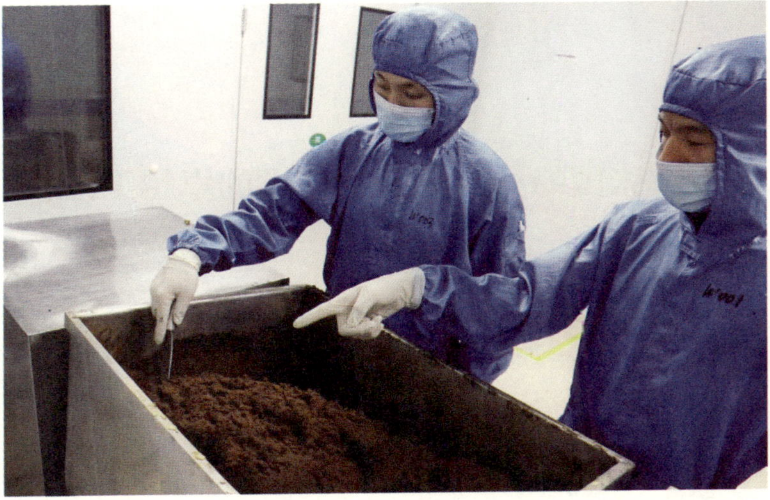

2023年6月杨海文（右）在丸剂车间传授徒弟大蜜丸和药技巧（杨海文提供）

知识、技能、经验毫无保留地传给后来人。薪火相传，生生不息，国家级非物质文化遗产“昆中药传统中药制剂”文化就这样在企业不断地传承和发展。

大蜜丸是一种古老的中药剂型。昆明制作大蜜丸的历史悠久，积累了丰富的制作经验和技术，传承保护好这项宝贵的中医药文化是社会的需要。大蜜丸易于吸收，不用添加药用防腐剂，体现了自然与健康和谐的理念，大蜜丸是昆中药640余年历史的见证物。杨海文于2023年底被昆中药公司命名为国家级非遗项目“昆中药传统中药制剂”的公司级代表性传承人。杨海文表示：“我将精益求精，不放过一粒不合格的药丸，解决一个又一个难题，把大蜜丸制作技术发扬光大。”

（2023年7月26日杨海文口述　黄必优记录）

57 张国峰：发明专利技术的卓越工匠

工匠精神是一种技艺、一种文化、一种传承的追求，正是工匠们追求卓越、精益求精、持之以恒的行动，铸就企业高质量发展、引领时代的精彩华章。2023年度华润集团评选出“华润集团卓越工匠”，昆中药张国峰获此殊荣，完成从追梦人到筑梦人的蜕变。张国峰是昆中药公司发明专利技术的卓越工匠。

张国峰，1979年2月15日出生于云南省文山州麻栗坡县铁厂乡坪子村小组。2001年4月从云南铜业高级技工学校毕业，与杨红东等同学一起，进入昆中药。从业20余载，张国峰始终扎根颗粒剂生产一线，是昆中药舒肝颗粒等低糖型药品“一步制粒法”的创建者。新工艺的创建，实现了国家级非物质文化遗产“中医传统制剂方法（昆中药传统中药制剂）”向颗粒剂的创造性转化、创新性发展，是云南中药现代化的重要里程碑。2023年12月，张国峰被命名为昆中药第二批公司级非遗代表性传承人，传承“颗粒剂制粒（一步制粒与湿法制粒）”技艺。

刚到昆中药，张国峰就被分到打印班，当时的打印班是独立班组，归属于当时的五车间，由李文沛主任代管，所有车间包装要在打印班打印后才能入库。初出茅庐的张国峰上班10

天就被委任当上了打印班班长，机电专业出身的张国峰率5名老同事一干就是一年半。心在一艺，其艺必工。不断地学习和探索，是张国峰的心得。2014年7月张国峰取得云南中医学院（今云南中医药大学）中药学专业大专毕业证书。张国峰掌握好技术，将敬业上升为精业，先后被华润集团、华润三九、昆药集团及昆中药评为“华润集团卓越工匠”“华润三九优秀共产党员”“昆药集团优秀员工成就奖”“昆药集团优秀共产党员”“昆中药十佳员工”“昆中药优秀创新能手”“昆中药五星班组”“昆中药之星”“昆中药优秀共产党员”等102项荣誉称号。

2004年制粒班班长尹翠珍退休后，张国峰任制粒组组长，2008年担任六车间（颗粒剂车间）制剂班班长。他善于钻研，深耕工艺质量优化、设备技术改造创新和发明专利技术，专注独家产品生产技术的改造，截至2023年底，获得国家发明

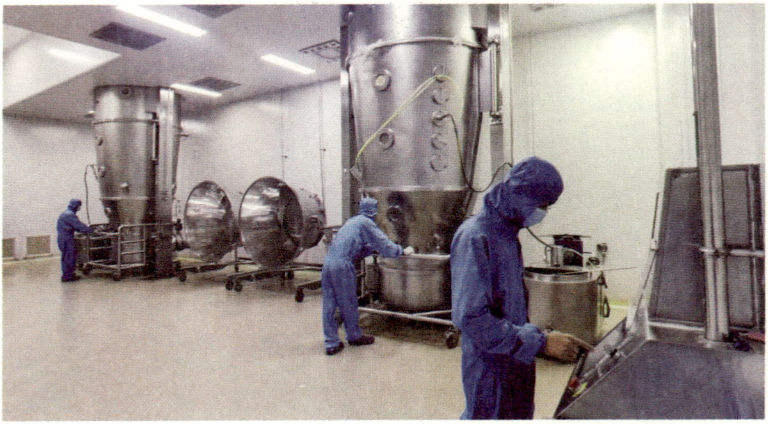

张国峰（右一）在输入一步制粒的参数（张国峰提供）

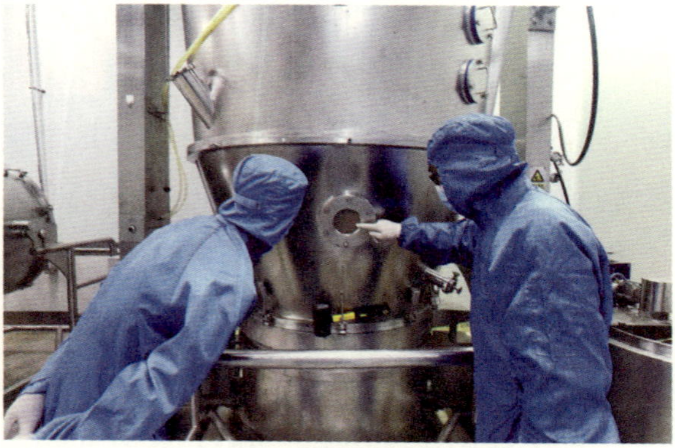

张国峰（右）在教徒弟判断一步制粒的沸腾效果（张国峰提供）

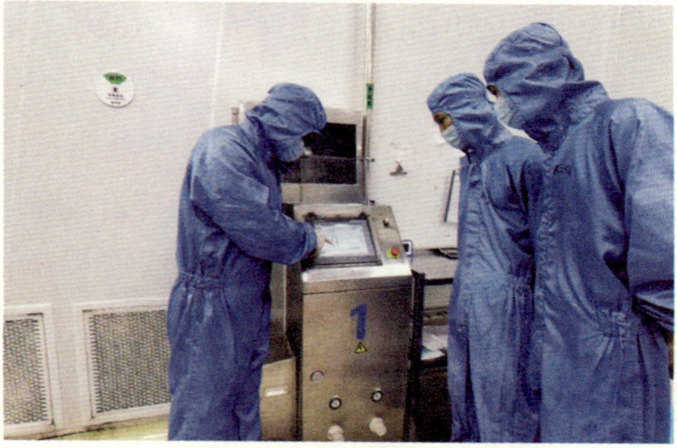

张国峰（左一）在教徒弟陆贤建（右二）一步制粒技术（张国峰提供）

专利4项、实用新型专利3项，获得荣誉102项。主导和参与过“舒肝颗粒（低糖型）工艺创新研究”“湿法制粒混合方法创新”“工艺探索取消或减少乙醇对湿法制粒课题”“参苓健脾胃颗粒的工艺优化提升生产效率课题”“粉碎自吸掉安全上料实施半自动化改进”等创新课题项目。

其中，最大的技术创新是“舒肝颗粒（低糖型）工艺创新研究”。张国峰将干法制粒法升级为一步制粒法，经过反复试制和验证，创建了低糖型产品一步制粒工艺技术，突破了干法制粒的技术难关，切实地解决了多项生产技术瓶颈及重大疑难问题。接着，找出影响一步制粒的六大关键因素和问题根源，多次优化，使一步制粒的工艺迭代升级3次，实现了提质增效，平均日生产20万袋/班，为公司增效价值超1000万余元。该项技术荣获2007年昆中药公司管理与技术创新特等奖。

其次，是优化湿法制粒工艺。“探索取消或减少乙醇对湿法制粒产生花斑颗粒”课题，对高位湿法制粒机进行各品种的制粒参数研究、调整，解决了质量风险，无花斑颗粒产生，确保产品符合精品要求，每年仅乙醇成本就节约51.33万元。“湿法制粒连线生产节约能耗的研究”成果实施后，全年节省人工成本80.4万余元。发明沸腾干燥制粒机冷风系统，装置改造后，制粒工序年提高产量4800多万袋，节约工时费用约90.6万余元。

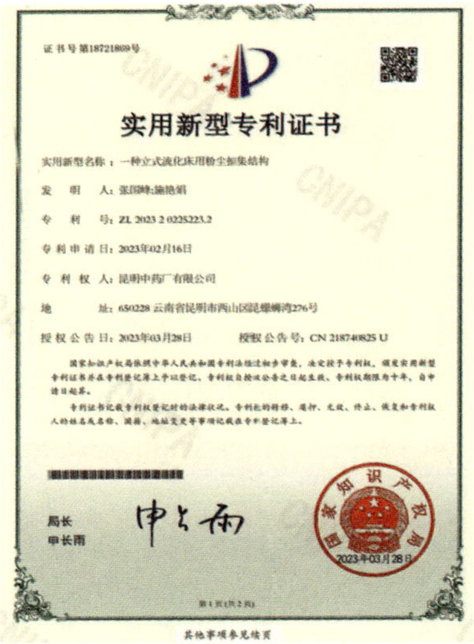
证书号第18721869号

实用新型专利证书

实用新型名称：一种立式流化床用粉尘卸集结构

发明人：张国峰;施艳娟

专利号：ZL 2023 2 0225223.2

专利申请日：2023年02月16日

专利权人：昆明中药厂有限公司

地址：650228 云南省昆明市西山区昆螺蛳湾276号

授权公告日：2023年03月28日　　授权公告号：CN 218740825 U

国家知识产权局依照中华人民共和国专利法经过初步审查，决定授予专利权，颁发实用新型专利证书并在专利登记簿上予以登记。专利权自授权公告之日起生效。专利权期限为十年，自申请日起算。

专利证书记载专利权登记时的法律状况。专利权的转移、质押、无效、终止、恢复和专利权人的姓名或名称、国籍、地址变更等事项记载在专利登记簿上。

局长
申长雨

国家知识产权局
2023年03月28日

其他事项参见续页

2023年3月张国峰申请的实用新型专利证书（昆中药综合档案室藏）

传承人在肩，传帮带在责。作为制药师傅，带领更多的人生产传承技术技艺，张国峰乐此不疲。从青葱的“追梦人”，蜕变成技术创新的“筑梦人”，作为昆中药第二批公司级非物质文化遗产代表性传承人，张国峰没有忘记自己的责任和使命，在传承“中医传统制剂方法（昆中药传统中药制剂）”

技艺中，积极创新。本着知无不言、言无不尽的理念，张国峰将自己的专业知识和20多年的从业经验，毫无保留地传授给新员工。通过“传帮带”的模式，传承颗粒剂制剂湿法制粒及一步制粒技艺，输送技术骨干20多人，培养了王伟、李德尧、李雄、陆德体、陆贤建、杨守帮等徒弟10多名，这些徒弟承担着颗粒剂的生产任务和工作。多数徒弟被昆中药公司评为优秀共产党员、优秀员工，为公司在高质量发展中奠定了坚实的基础。

昆中药颗粒剂产品23个，颗粒剂车间承担起了28个品种和规格的生产任务，2023年产量达54万件，产值占59%，销售量过亿的黄金大单品如舒肝颗粒、参苓健脾胃颗粒等均产自该车间。心在一职，其职必举，正是有像张国峰一样的无数名生产员工爱岗敬业，积极奉献，才有企业的发展。2024年9月5日，在接受昆中药记者采访时，张国峰自豪地说：“我来自麻栗坡的中药世家，老辈子时常叮嘱悬壶济世，行善积德，爷爷、父亲都给家乡人无偿看病开药，我从小跟着父亲配药、切药、打包、写字，嘱咐病人，从小就对中药感兴趣。与昆中药相遇，是冥冥之中的缘分了。我这个人，只要是我感兴趣的事情，就一定能做到最好。如今，这个企业，这份工作，就是我最想干的。”

“匠人之心，寄乎于手，所求无外乎一丝不苟；仁爱之人，存之于心，念想皆在于一以贯之。”在发展新质生产力的时代背景下，张国峰的步伐更为坚定，他将始终秉承“大药厚德、病瘝在抱”的使命，守正创新，以干一行爱一行，专一行精一行的敬业精神，继续前进，争取更大的成绩。

（2023年7月25日张国峰口述　黄必优记录）

58 陆贤建：湿法制粒的第三代传承人

2006年11月1日，时任前处理车间主任薛安平到易门矿务局技校接学校择优推荐给昆中药的6名学生，陆贤建、潘绍龙、蒋贵州、思海聪等一批学生就这样与昆中药结缘，陆贤建因打篮球出色被学校推荐，如今几位老同学在车间班组长、设备维修、销售等各个岗位做得很出色。陆贤建，1986年3月21日出生于云南省普洱市景谷县凤山镇芒竜村委会陆家山村民小组。2006年11月1日从云南铜业技工学校被分到颗粒剂车间，一干就是18年，他先后从事中间站、制粒、内包等工作，精通颗粒剂制粒技术，是公司湿法制粒的第三代传承人。2009年10月，任颗粒剂车间制粒组组长。

1978年，昆中药开始使用摇摆式颗粒机。1984年4月3日，云南省卫生厅批准昆中药公司生产参苓白术冲剂（1998年改称参苓健脾胃颗粒），尹翠珍等人开机生产该药。2004年制粒班班长尹翠珍退休后，刘治国接班，用湿法制粒，生产颗粒剂。

陆贤建进入颗粒剂车间后，师承制粒组长刘治国，学习湿法制粒，谦虚好学，及时向师傅请教。通过不断学习，遇到制粒难题，陆贤建善于归纳总结，对问题进行分析，找出解决方

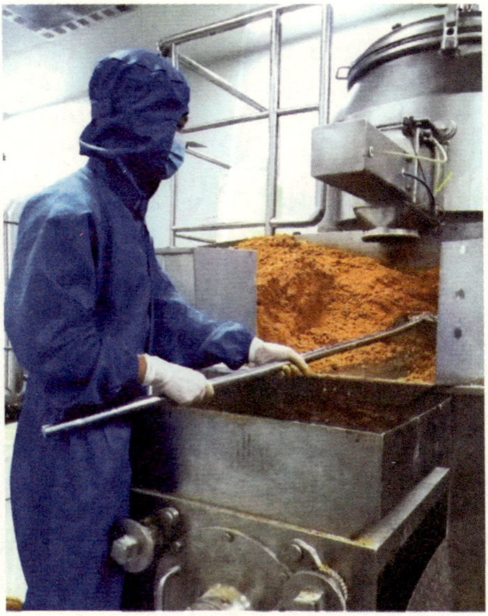

2022年2月陆贤建在颗粒剂车间开展如何均匀下料制粒工作（陆贤建提供）

案，不断地将师傅传授的经验内化，逐渐成长为公司的优秀人才。

经过多年工作经验，陆贤建在技术上有了更大进步。接到生产指令，第一时间就能对生产品种的操作规程和质量控制点了如指掌。在同一时间生产同一品种，他的产出量比别人多，操作技能比别人强。2009年10月，陆贤建被提升为制粒组长。2014年11月，抱着学习成长的态度，师承张国峰开始学习一步制粒工艺，是昆中药一步制粒的第二代技术能手。

陆贤建为了更好地提升自我，在做好本职工作的同时，提升专业知识。2010年3月，陆贤建报读了云南中医学院中药学专业，学习中医药基础知识和制药知识，增强了专业才能。同年，陆贤建带领全组人员，顺利完成制粒生产任务，被昆中药公司评为2010年度昆明中药厂有限公司管理能手。

陆贤建在创新和优化的路上从未止步。例如，田七花叶颗粒产品水分特殊，干燥时间长期困扰着生产。他多方查阅资料，向老员工请教，最终提出解决方案，使得干燥时间缩短

50%，大幅缩短了生产时间。又如，藿香正气颗粒属于可溶性颗粒，浸膏容易形成黏稠状，无法通过摇摆式颗粒机制粒。他通过工艺优化，使制粒效率提升30%以上，且可一次性搅拌成型，生产出来的颗粒大小均匀，减轻了工作劳动强度，提升了产品一次合格率。通过多次实操、改善和创新，不断地提升自己，他多次荣获车间和公司的技术奖项。

在工作中，他时刻剖析自己，进行批评与自我批评，定期写好反思。他做事情都遵守精细化原则，要做就要尽最大努力做到最好，不抱“混日子”的想法，用“精细化”来严格要求自己。2008年，陆贤建经过认真考虑，向党组织递交了入党申请书，经过了10年的沉淀积累，2018年经大班长张国峰介绍，正式成为一名共产党员。“入党后，我对自己的要求更高了，责任心也比以前更加强烈了，当年面对高中录取通知书和技校录取通知书选择时，我就想学一门手艺更靠谱。多年来，我根深蒂固的观念就是踏踏实实干，事情才会干好。颗粒剂制粒做会很简单，做精不容易。我们的内控参数比

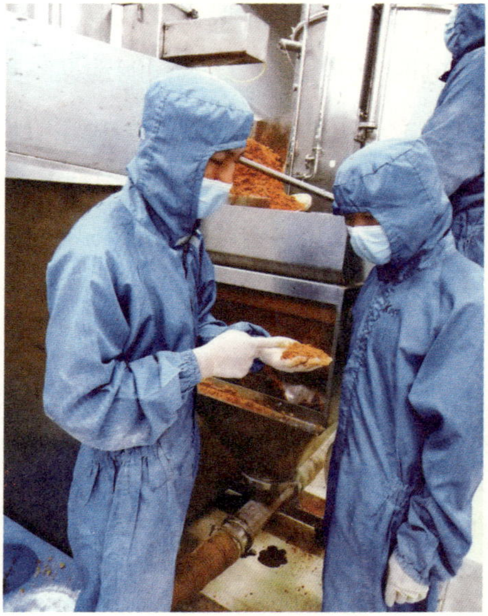
2023年陆贤建（左）在颗粒剂车间教徒弟李燕彭判断软材形状（陆贤建提供）

国家标准还要严。昆中药有640多年历史，质量来源于平时的精耕细作。我们做出来的药，不论哪个厂家，我们都敢和他们比一比。我们车间生产的精品，无论含膏量、均匀度、圆滑度，我都可以拍着胸脯说，我们的是最好的，在市场上那也是独一无二的。”2024年9月5日，接受昆中药记者采访时，陆贤建说。

如今，陆贤建已经带出李有寿、赵文云、李卫红等徒弟18名。陆贤建“一对一”传授技能，每个徒弟都能在湿法制粒的各个岗位中独当一面，起到带头作用。鉴于在传承国家级非物质文化遗产中医传统制剂方法（昆中药传统中药制剂）方面作出的突出贡献，2023年12月28日，陆贤建被命名为昆中药公司级第二批公司级非遗代表性传承人。陆贤建的爱人，原先在地方电网公司工作，面对只能选择一方的生活时，一家人坚定地选择了昆中药。他说，从一开始的在不住，到喜欢，再到现在的热爱这份工作，自己和昆中药一起成长发展。

陆贤建说：“作为一名昆中药的员工，我很自豪，我是一名共产党员，无论是当下或今后都要有努力方向——做精品国药。”

（2023年7月26日陆贤建口述　黄必优记录）

59 白丽红：药品合规的守护人

白丽红，1971年12月3日出生于大理州弥渡县新街镇六一村委会白家营三组。1995年7月从云南中医学院（今云南中医药大学）中药学专业毕业，进入昆明中药厂有限公司工作。本可以分配到政府药检所工作，她却毅然选择了昆中药。在近30年的工作中，与中医药相伴从未有过放弃的念头，从一而终，用实际行动践行了“大药厚德，痌瘝在抱”的制药人使命。

白丽红刚进入公司时，在前处理车间主要负责配方、湿热灭菌等工作。1999年，进入质量检验科从事片剂、丸剂、颗粒剂成品检验工作。2001年起，在质量保证部主要负责成品检验、药品说明书与标签制定及审核、药政申报、《药品生产质量管理规范》（GMP）文件管理等工作。她是执业中药师、高级工程师，她不仅见证了昆中药的发展，而且用自己的专业知识和技能，推动和建立昆中药药品说明书与标签管理体系，是新时代昆中药药品质量保证的关键人物。多次荣获昆中药公司优秀共产党员、优秀员工、技术创新奖、研发助力之星等奖项。

白丽红从事说明书与标签制定工作长达20余年，始终保持

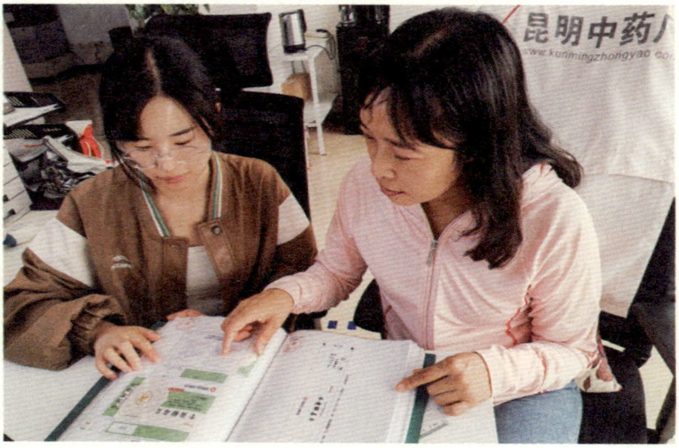

2019年白丽红（右）在质量保证部传授徒弟审稿要点（白丽红提供）

严格的质量标准。2007年，开始独立承担药品说明书与标签的拟定。药品说明书与标签直接关系到药品质量，是药品与用户之间的媒介。她总是对说明书与标签严格把关，从一个文字、一个标点、一分一毫的尺寸，乃至色差，都是一丝不苟，严格审核。经过多年的磨砺，一份说明书与标签的错误之处，她能一眼识别。精湛的专业技能，杜绝了药品质量问题的发生和资金的浪费。2009年9月29日白丽红取得质量管理高级工程师资格，并被聘任为高级工程师。

“每天早上，我都会打开药品法规网站，浏览和学习最新的动态。与企业相关的通知和政策，我会打印出来学习和转培训。我非常喜欢学习法规。通过长时间的积累，我现在还保留着很多年前的国家政策文件。”这就是白丽红每天雷打不动的工作。多年来，她学习的药监法规不计其数，熟练掌握国家说明书与标签的法律法规和技术要求，特别重视说明书和标签的合法性、科学性。

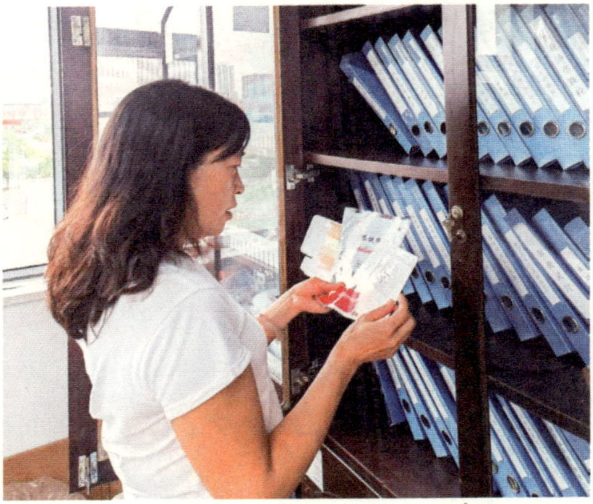
2019年白丽红在质量保证部校对说明书（白丽红提供）

“法规一定要第一时间知晓，”冯建明、陈怡和、谢民秀等师傅总是这样说。从师傅那里传下来的，现在也成了白丽红常挂在嘴边讲给徒弟的一句话。这一要求，为公司采购及销售赢得了时间，避免库存说明书与标签的浪费，为公司节约成本。

遵循法规要求，严控药品标签，标签的内容严格按照说明书内容审核定稿，白丽红是把关人。对药品标签设计图，她先进行法规合规性审核，再进行文字、商标、商品条码等审核，最终确定一份标签的标准样稿，分发到公司相关部门及车间。之后采购员依据定稿的标签及时采购。合格的说明书及标签，用于公司生产药品的包装上，保证了生产，使销售市场货源充足。她定稿的许多标签，获得了药品包装外观设计专利，提升了公司核心竞争力。

近30年来，国家对药品说明书与标签的法律法规日益健全。以批准文号为例，从20世纪80年代的“滇卫药准字”，到21世纪初的“国药准字”，说明书与标签发生了新的变化。每次变更，都涉及100多个产品，变更手续是一项巨大的工作。昆中药公司积极推行国药准字号工作，在说明书与标签的拟定、变更，以及申报方面，白丽红取得骄人的成绩。

又如，因“昆中药”和“如意花”商标启用、新厂搬迁后的地址变更等，都需变更说明书及标签并备案。白丽红急公司所急，及时办理变更手续。这些因企业发展的重大变更中，累计变更约850多份说明书和标签，保证法规的符合性，保证了公司药品质量，为市场销售扫平第一道“障碍”，提供第一道服务。近30年来，白丽红拟定了数千份说明书与标签稿，为公司销售市场“首营战”扫平障碍，保证公司产品说明书与标签合法合规，使药监抽检标签合格率达100%。

2006年3月15日，国家食品药品监督管理局发布第24号令《药品说明书和标签管理规定》。依据该规定要求，各药企必须按“局令第24号”规范药品说明书和标签，才能在中华人民共和国境内上市销售，并在3个月内完成。接到通知，白丽红立即钻研《中药、天然药物处方药说明书格式内容书写要求及撰写指导原则》，修订公司47个处方药的说明书与标签。依据国家药品监督管理局非处方药的说明书范本，修订78个非处方药的说明书与标签，并进行药品注册申报。这项工作历时2个多月，取得云南省食品药品监督管理局药品补充申请批件共125份，是云南省药监局唯一一次针对药品说明书与标签颁发的批件，后期改为备案类。125个品种批件沿用至今，一直提供给用户和销售市场。这批批件作为首营资料，保证产品生产及销售正常进行。

2010年，说明书尺寸过大，文字印刷后存在大量留白，车间还要进行多次折叠装盒，说明书还存在混淆的风险。白丽红通过对标其他企业，创新性提出将说明书尺寸缩小，在说明书右侧印刷上不同尺寸的“黑标”作为不同产品不同包装规格的区分。这些改进，既降低了工作强度，节约了采购成本，也避免了不同产品、不同包装规格之间说明书容易混淆问题，为公司创造了巨大效益。

为了传承技术经验，白丽红对药品说明书及标签开展经常性培训，并将经验固化为操作流程，在本部门相关人员中培训，让同事在学习中都能很简单的掌握，做到一目了然。白丽红将自己的经验毫无保留地传授给徒弟们，徒弟们都能独当一面，做好药品说明书和标签的审核和药监备案申报。

择一业，终一生。白丽红不为繁华易匠心，不舍初心得始终。当年一同分来的17名大学生，如今已经离开了很多，但白丽红始终坚守初心，牢记使命。她说：“自己有昆中药情结，现在偶尔回到南坝老厂区，就想起那机器的轰鸣声，以及当时骑自行车行色匆匆的上班人。年轻人应该静下心来，认真做好每一件事，活好每一天，不要荒废自己的青春。”

（2023年8月2日白丽红口述　黄必优记录）

60 吴冬蘅：坚守质量关的巾帼奋斗者

在昆明中药厂有限公司，有一位名叫吴冬蘅的杰出女性，她用32年的默默坚守，书写了一段关于专业、责任与奉献的动人篇章。

吴冬蘅，1970年12月14日出生于云南省昭通市大关县人民医院一个中医医生家庭，父亲吴吉庆、母亲徐丽萍均为云南中医学院（现云南中医药大学）中医专业毕业的主任医师。1992年7月，吴冬蘅毕业于昆明工学院（现昆明理工大学）食品工程专业，随后被分配到昆明中药厂有限公司检验科工作。在检验科，她师承普丽金、李文美，凭借着不懈的努力和对知识的渴望，从药品外观检验、理化鉴别检验到药品微生物检验都能迅速熟练掌握。1996年，因其扎实的专业知识和精湛的技术，她被调派到微生物检验岗位，这一坚守，便是28年。

在这漫长的28年里，昆中药产品微生物市场抽检合格率一直保持100%的水平。这一成绩的背后，是吴冬蘅及其团队和全厂职工共同努力的结果。她深知，检验工作容不得半点马虎，每一个操作都必须严格按照规程开展，每一个检验结果都必须经得起验证。

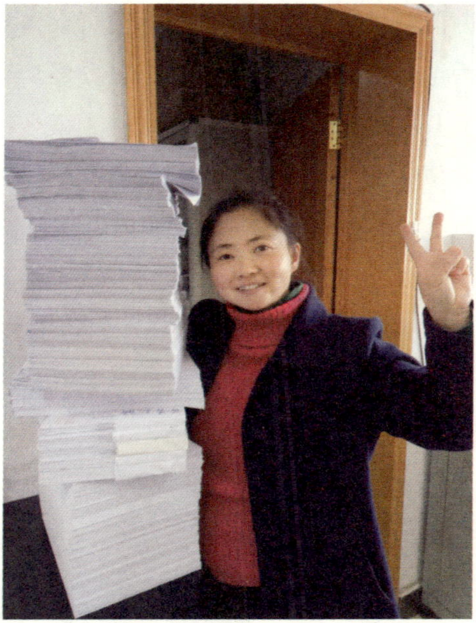

2018年1月吴冬蘅在昆中药（南坝厂区）质量检验部微生物室整理检验记录（吴冬蘅提供）

2006年，吴冬蘅担任微生物检验组组长。她不仅在微生物检查、洁净度监测等常规工作中表现出色，而且开创了昆中药公司众多微生物检验领域的先河。例如，公司的微生物方法适用性检查报告、湿热（干热）灭菌器确认报告、洁净区洁净度回顾分析、纯化水微生物回顾分析等制度和方法，都是吴冬蘅创建的。并拟定了26份昆中药微生物检查标准与规程，作为公司实施文件。

2018年至2020年，工厂搬迁至马金铺后，吴冬蘅又带领大家把留样室的药品一盒盒、一袋袋精心整理，所制定的编码规则沿用至今，确保药品管理的规范与有序。

在微生物检验中，她勇于创新，改进技术，取得优异的成绩。2010年版《中国药典》微生物检查方法学验证工作中，她积极摸索，请教专家，完成了80个产品的微生物限度方法学验证，并形成模板。此后，她带领微生物组，总计完成120个品种微生物限度方法学报告。2012年，摸索总结出湿热（干热）灭菌器确认方法及报告，成为现行模板。2020年至2021年，她作为纯化水验证小组的主要成员，成功解决了纯化水微生物限度上升的问题。此外，她多次带领微生物组参加各类能力测试，均取得满意结果。她还多次担任公司《药品生产质量管理规范》（GMP）培训讲师，培训内容和专业知识获得一致好评。

在个人成长方面，吴冬蘅从未停止前进的脚步。2002年，吴冬蘅取得执业中药师资格证书。2008年，吴冬蘅获得工程师中级职称。2013年，吴冬蘅获得高级工程师职称证书。她活学活用，取得了优异成绩，所获奖项众多。2007年，吴冬蘅被评

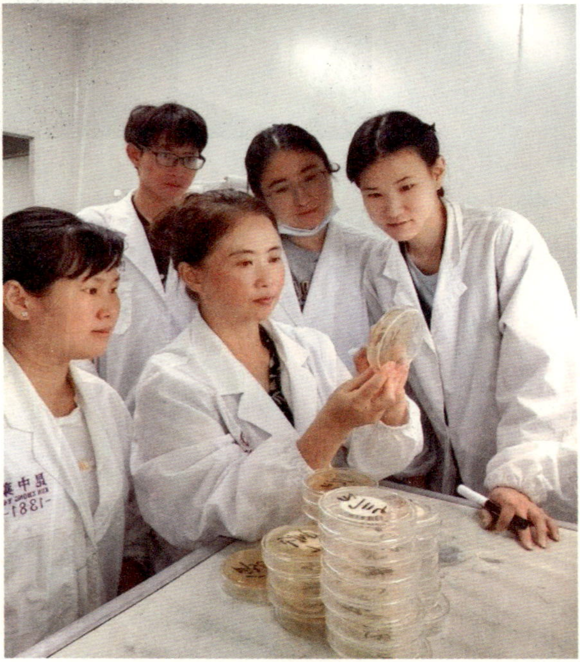

2023年7月吴冬蘅（左二）在昆中药质量检验部微生物培养室与徒弟们计数需氧菌总数（吴冬蘅提供）

为昆明中药厂有限公司“十佳员工”。2013年，吴冬蘅与杨俊、全雯完成的“清肺化痰丸（半成品）微生物限度检验法的创新”课题，获得昆中药公司2012年课题创新二等奖。2019年，吴冬蘅被评为昆中药公司年度优秀员工。2022年，吴冬蘅与刘梦楠、陶定鑫等8人建立的“微生物常用菌种标准及检查方法”，在昆中药公司年度质量改进项目中，荣获二等奖。

吴冬蘅不仅自身技术过硬，更致力于团队的培养与传承。在她的悉心教导下，她的徒弟们，如范礼博、邱启兵、吕丽佳、刘梦楠等，纷纷成长为昆中药的技术骨干，保持着严谨、勤勉、精益求精的工作作风。

吴冬蘅以其精湛的技艺、严谨的态度、无私的奉献，为昆中药产品质量保驾护航，为公司的发展作出了巨大贡献，在行业内发挥了良好的作用。2023年6月，吴冬蘅被云南省中医药学会聘为云南省中医药学会临床中药学专业委员会委员。昆中药博物馆暨非遗体验馆对外开放后，吴冬蘅积极参加志愿讲解，传播中医药文化。

（2023年8月8日吴冬蘅口述　黄必优记录）

后记

如果你认真地看完这60名老药工的事迹，他们鲜活的个性一定给你留下深刻印象。在从2013年到2024年12个年头的采访历程中，一次次地被他们感动，编者们尽力展现老药工们的职业风采。现将编者的体会写在下面，与读者共勉。

一、个人命运与企业发展紧密相连

采访老药工刘礼志时，他清楚地记得，第一天上班就看见有十几个盲人师傅在推磨盘粉碎药材的情景。原负责设备管理的副厂长师尚钟回忆，他1969年刚来昆明中药厂时，厂里还养马推磨，粉碎药材。如今，南坝厂区长108米、高52米的中国第一制剂高楼拔地而起，马金铺新厂区先进的生产设备，精密的检测仪器，就发生在这69年间。60名老药工的职业生涯发展史，不仅代表了他们的个人奋斗史，而且呈现了昆中药勇于奋进的创业史。

二、专注的力量成就匠人技艺

稻盛和夫说：“最快的成功方法就是，保持对一件事情的专注，不停地重复，不停地深钻，只要看透时间的复利效应，每一个人都可以是一个小领域的佼佼者。”采访的60名老药工，从入职的第一天那满怀憧憬的职业小白干到退休时的行家里手，他们精工修合，几十年如一日，不断实践不断总结，成就了一生受用的人生财富，这就是专注的力量，也成为昆中药几代药工们行之有效的工作方法。

三、心态决定成败，细节铸就辉煌

在采访过程中，有老药工说，一首打油诗概括了当时做药的艰辛：“昆明中药历史长，最苦最累做药郎。吃的都是灰灰饭，睡的皆为渣渣床。”1956年建厂时，全厂只有3个生产班组、1个综合办公室，4个行政管理人员，共计100多人，但老药工们凭着对工作严谨、认真、负责，积极乐观的精神，不断夯实自己的专业知识和提高自己的专业技能，肯去学、肯去钻、肯去精益求精。终于发展到了如今的4个大车间、十几个职能部门的现代化企业。今天的辉煌得来不易，读者们可细细研读。

四、坚持科技创新，走高质量发展的道路

1965年昆中药从市中心的三市街、沙朗巷和文明街搬迁到南坝老厂区时，工具原始，厂房简陋，生产几乎全靠手工操作——“洗药切药水缸板刀，锻制炙炒铁锅土灶。大丸小丸手搓匾滚，提取浓缩大锅煎熬，成品干燥日晒火烤”——这是对当时昆中药生产方式的生动写照。多名老药工详细回忆了69年间生产条件的翻天覆地变化。从1973年开始，国家投入大量资金，对祖国传统中药制药业逐步改造升级，发展到了如今现代

化的生产厂房，从建厂时的81个成方目录发展到了今天的143个产品批准文号，坚持科技创新，是企业发展的主线。2022年12月昆药集团正式成为华润三九大家庭的一员，昆中药作为昆药集团全资子公司，企业在继承中创新，走上了高质量发展之路。

编委会

2024年9月30日